DES HÉMORRAGIES

DANS LA

GANGRÈNE PULMONAIRE

ÉTUDE ANATOMO-PATHOLOGIQUE, CLINIQUE ET CHIRURGICALE

PAR

Le Dr Eugène LATRUFFE

ANCIEN EXTERNE DES HÔPITAUX

MÉDAILLE DE BRONZE DE L'ASSISTANCE PUBLIQUE

PARIS

GEORGES CARRÉ ET C. NAUD, ÉDITEURS

3, RUE RACINE, 3

1897

DES HÉMORRAGIES

DANS LA

GANGRÈNE PULMONAIRE

ÉTUDE ANATOMO-PATHOLOGIQUE, CLINIQUE ET CHIRURGICALE

CHARTRES. — IMPRIMERIE DURAND, RUE FULBERT

DES HÉMORRAGIES

DANS LA

GANGRÈNE PULMONAIRE

ÉTUDE ANATOMO-PATHOLOGIQUE, CLINIQUE ET CHIRURGICALE

PAR

Le Dr Eugène LATRUFFE

ANCIEN EXTERNE DES HÔPITAUX

MÉDAILLE DE BRONZE DE L'ASSISTANCE PUBLIQUE

PARIS

GEORGES CARRÉ ET C. NAUD, ÉDITEURS

3, RUE RACINE, 3

1897

A LA MÉMOIRE DE MON PÈRE

A LA MÉMOIRE DE MA GRAND'MÈRE

A MON GRAND-PÈRE

A MA MÈRE

Faible témoignage
de ma profonde reconnaissance.

A M. LE DOCTEUR TUFFIER

PROFESSEUR AGRÉGÉ

CHIRURGIEN DE LA PITIÉ

A M. LE DOCTEUR MAURICE LETULLE

PROFESSEUR AGRÉGÉ

MÉDECIN DE L'HÔPITAL SAINT-ANTOINE

A LA MÉMOIRE DU DOCTEUR L. DESNOS

A la mémoire du Docteur PRENGRUEBER

A M. le Professeur BERGER

A M. le Docteur BOURCY
Médecin de l'Hôpital Tenon.

A M. le Docteur OETTINGER
Médecin de l'Hôpital Broussais.

A M. le Docteur JOSIAS
Médecin de l'Hôpital Trousseau.

A M. le Docteur JALAGUIER
Chirurgien de l'Hôpital Trousseau.

A M. le Docteur SEGOND
Professeur agrégé, Chirurgien de la Salpêtrière.

A M. le Professeur PINARD

A mon Président de Thèse

M. le Professeur TERRIER

AVANT-PROPOS

Pendant notre externat dans le service de notre excellent maître, M. Tuffier, nous eûmes l'occasion d'observer une hémorragie mortelle survenue après une intervention dans un cas de gangrène pulmonaire. D'autres faits de ce genre ont été observés non seulement par notre maître, mais par plusieurs chirurgiens. Sur les conseils de notre maître, nous avons choisi l'étude de ces accidents, comme sujet de notre thèse inaugurale.

Mais les recherches que nous avons dû faire nous ont amené à étendre le cadre qui nous avait été tracé tout d'abord. Nous avons voulu étudier dans les traités classiques les hémorragies qui surviennent *au cours* de la gangrène pulmonaire, et nous n'avons trouvé, dans la plupart des ouvrages que nous avons consultés, qu'une description extrêmement sommaire de ce syndrome. Des cliniciens, dont les écrits font loi, tels que Laënnec, Trousseau, n'en font aucune mention.

D'autre part, nous avons lu, sinon tous, du moins les principaux mémoires publiés depuis le commencement du siècle sur la gangrène pulmonaire, et les observations qu'ils rapportent nous prouvent surabondamment la fréquence de l'hémorragie au cours du sphacèle de poumon, et nous espérons le démontrer par son importance au point de vue du pronostic et parfois même du diagnostic de la maladie qui en est la cause. — Nous avons donc cru devoir établir les particularités spéciales à ces hémorragies, au point de vue de la fréquence, des formes, du pronostic, etc. — ; en un mot, en donner une description clinique aussi complète que possible.

M. Tuffier nous avait également engagé à étudier les lésions vasculaires qui sont une des principales causes de l'hémorragie qui apparaît, soit au cours de l'évolution clinique, soit à la suite de l'intervention. Nous avons eu la bonne fortune de pouvoir étudier ces lésions d'après des pièces que M. le docteur Mathieu, et notre ami M. Nattan-Larrier, interne des hôpitaux, ont eu l'extrême obligeance de mettre à notre disposition. — Des coupes de ces pièces ont été faites au laboratoire de notre cher et excellent maître, M. Letulle. — Plusieurs d'entre elles sont figurées dans notre travail. Elles montrent non seulement l'état des vaisseaux qui avoisinent le foyer gangréneux, mais aussi les principales lésions caractéristiques de la gangrène du poumon.

Ces dessins nous ont porté à faire quelques remarques relatives à l'anatomie pathologique de la gangrène du poumon, et que nous exposerons dès le début de notre travail.

Parvenus au terme de notre scolarité, il nous incombe l'obligation d'adresser nos témoignages de gratitude à tous les maîtres à qui nous sommes redevables de notre instruction médicale.

Nous devons une reconnaissance toute spéciale à nos deux plus chers maîtres, M. Tuffier et M. Letulle, pour leur extrême bienveillance à notre égard et aussi pour les excellents conseils qui nous ont guidé dans l'exécution de notre thèse.

Nous devons également remercier notre excellent ami et collègue M. Alfred Fuchs, pour les traductions que nous devons à sa connaissance supérieure de la langue anglaise.

M. le professeur Terrier nous a fait l'honneur d'accepter la présidence de notre thèse, qu'il nous permette de lui en exprimer notre profonde reconnaissance.

DIVISION

Cette étude sera divisée en trois parties :

Dans une première partie, nous étudierons l'anatomie pathologique de la gangrène pulmonaire, et, en particulier, les lésions des vaisseaux.

Dans une seconde, nous nous efforcerons de donner un tableau clinique des hémorragies qui surviennent au cours de la gangrène pulmonaire.

Enfin, la troisième partie sera consacrée aux hémorragies considérées dans leurs rapports avec l'intervention chirurgicale.

PREMIÈRE PARTIE

ANATOMIE PATHOLOGIQUE

La gangrène pulmonaire est une affection ulcéreuse au premier chef. La mortification putride qui la caractérise, une fois qu'elle est constituée, intéresse tôt ou tard chacun des éléments du tissu qu'elle envahit, sans en excepter l'élément vasculaire.

Dans une première partie de ce travail, nous nous proposons d'étudier le mode de réaction des vaisseaux vis-à-vis du processus destructif, et de déterminer, dans les limites du possible, leurs altérations spéciales parmi la désintégration du tissu pulmonaire qui les environne. Il semble évident, *a priori*, que si la destruction de ces vaisseaux n'est pas précédée de leur oblitération due à la réaction inflammatoire de leurs parois, des hémorragies, variables suivant l'importance du vaisseau ou des vaisseaux ulcérés, en seront la conséquence immédiate. C'est en effet ce qui a lieu : l'hémorragie est un accident, sinon constant, tout au moins extrêmement fréquent au cours de la gangrène pulmonaire. C'est par la connaissance des altérations des vaisseaux que l'on arrive à comprendre, au moins en partie, pourquoi, dans certains cas, l'hémorragie emporte le malade d'une façon foudroyante, alors que dans d'autres elle fait totalement défaut (ce qui, d'ailleurs, s'observe assez rarement).

Mais avant d'aborder l'étude de ces lésions vasculaires, nous croyons indispensable d'exposer sommairement l'état de nos connaissances actuelles sur l'ensemble des lésions qui caractérisent la gangrène du poumon.

ANATOMIE PATHOLOGIQUE DE LA GANGRÈNE DU POUMON.

Depuis Laënnec, on divise la gangrène du poumon en deux formes : une forme *circonscrite* et une forme *diffuse*. La première est de beaucoup la plus fréquente. La seconde, caractérisée par l'envahissement en masse d'un poumon, est exceptionnelle chez l'homme. Il n'y a d'ailleurs entre ces deux formes que des différences d'étendue : les lésions sont identiques dans les deux cas; c'est, d'ailleurs, l'opinion de Hardy et Béhier.

La forme circonscrite est la seule que, dans ce chapitre, nous aurons en vue ; c'est celle où la gangrène procède par îlots, intéressant un ou plusieurs lobules, séparés les uns des autres par des intervalles de tissu sain.

Le foyer peut être unique et bien limité ; d'ordinaire, il en existe plusieurs, mais ils peuvent être très rapprochés les uns des autres et former ainsi une sorte de foyer unique, par voisinage immédiat ou même par fusion de ces foyers distincts. Ce sont les cas les moins défavorables, car c'est seulement lorsque le foyer est unique que l'intervention a réellement des chances de succès (1).

En général, les foyers multiples sont disséminés dans un seul organe, mais ils peuvent se rencontrer dans les deux poumons. Le poumon droit est atteint plus souvent que le poumon gauche, dans la proportion de 33/21 d'après Lebert, qui a constaté en outre que la gangrène du poumon droit intéresse principalement les lobes supérieur et inférieur ; à gauche, elle s'adresse surtout aux lobes moyen et inférieur. — Six fois seulement il a trouvé des foyers répartis dans les deux poumons. — La statistique relevée dans le mémoire de Liandier donne

(1) Il ne rentre pas dans le sujet que nous nous sommes assigné de discuter les indications opératoires. Qu'il nous soit permis toutefois de les résumer, telles qu'elles résultent de l'enseignement de notre maître, M. Tuffier.

L'intervention est indiquée formellement :

1° Lorsque les hémorragies ou la septicémie résistant au traitement médical, le foyer est *reconnu* unique, tout au moins lorsque l'on ne trouve pas de foyers très distants les uns des autres, et *a fortiori* quand il n'en existe pas dans les deux poumons, l'opération étant alors forcément incomplète ;

2° Quand on a reconnu son siège précis (ce qui est souvent difficile), on s'en rapportera au maximum des bruits d'auscultation et surtout à la ponction exploratrice ;

3° Quand on a constaté, autant que faire se peut, qu'il existe des adhérences pleurales ; chose également fort difficile à reconnaître, et pour laquelle nous renvoyons le lecteur aux mémoires spéciaux sur la chirurgie du poumon, et surtout au rapport du Congrès de Moscou (Tuffier, 1897, Masson, éditeur).

Mais cette symphyse peut manquer sans qu'il y ait, pour cela, contradiction.

une proportion assez identique à la précédente : sur 18 cas de gangrène au cours de la dilatation bronchique et de la pneumonie chronique, le poumon droit est envahi 10 fois, les deux poumons 3 fois ; — il n'y a, en revanche, pas un seul cas de gangrène du lobe supérieur droit. — Les parties postérieures (les plus déclives) des poumons sont les plus exposées à la mortification. — Sur 14 autopsies de gangrène pulmonaire au cours de la tuberculose, consignées dans le même mémoire, on trouve que la lésion, *toujours unilatérale,* siégeait 3 fois seulement au sommet ; le siège d'élection est la partie la plus déclive du lobe inférieur. Dans 5 cas, la caverne gangréneuse était relativement indemne de tubercules. — Le point essentiel, qui se dégage de cet ensemble, c'est que la gangrène a *une prédilection marquée pour le poumon droit* et *pour les parties les plus déclives de l'organe.*

Avant d'étudier le détail des lésions qui constituent la gangrène pulmonaire, nous tenons à insister sur le fait qu'il existe bien des variétés de cette affection : nous voulons dire que le sphacèle peut survenir en un point du poumon *indemne de toute lésion* (qu'elle provienne d'une embolie septique, d'un traumatisme, d'une perforation de l'œsophage) ; dans d'autres cas, la gangrène vient *compliquer,* à titre *secondaire,* une altération pulmonaire préexistante (inflammations diverses, tuberculose, tumeurs, etc.). La description anatomique que nous donnons ci-dessous est celle de la gangrène à l'état de pureté ; car il est bien évident que si elle vient s'ajouter à une altération spécifique, les lésions qui en résultent empruntent à l'un et à l'autre processus, et il est difficile de dégager d'une telle association ce qui appartient en propre à la gangrène.

Dans une première période, dite phase de *mortification récente*, le tissu nécrosé se présente sous la forme de masses compactes, de couleur noire ou verdâtre, à odeur gangréneuse extrêmement forte ; autour d'elles, et à une distance plus ou moins considérable, le tissu pulmonaire est engoué, splénisé ou même hépatisé. Puis, la partie centrale de l'eschare s'isole, forme une sorte de bourbillon, qui demeure comme un *séquestre* au milieu de l'excavation à laquelle son isolement donne lieu. Ordinairement, ce séquestre se ramollit, ainsi l'on passe à la période dite *sphacèle déliquescent*, qui aboutit à la formation d'un abcès gangréneux, à contenu gris verdâtre souvent sanguinolent, horriblement fétide, et qui s'évacue le plus souvent par les bronches qui communiquent avec le foyer. La communication peut être insuffisante pour l'élimination rapide et complète de ce foyer : aussi, l'intervention chirurgicale est-elle alors justifiée (1) ; elle l'est, du reste, dès que le séquestre est *isolé*, avant même qu'il se ramollisse, car il y a intérêt capital pour le malade d'être débarrassé le plus tôt possible d'un bloc putride qui l'intoxique.

L'aboutissant final de ce processus est la formation d'une caverne à parois plus ou moins molles, parsemées de prolongements irréguliers, débris flottants de tissu nécrosé, vaisseaux et bronches non détruits. — Si le malade survit un certain temps, les parois de l'excavation,

(1) A un drainage naturel insuffisant on substitue le drainage chirurgical

enflammées secondairement, se revêtent d'une fausse membrane molle, grisâtre, qui sécrète un liquide puriforme ou une sanie noirâtre conservant le caractère gangréneux. La formation de cette fausse membrane tantôt précède, tantôt suit la chute de l'escarre ; dans le premier cas, c'est elle qui sert à limiter le mort du vif et *à déterminer la zone d'élimination*. En dehors d'elle, les parois sont le siège de lésions pneumoniques qui s'étendent plus ou moins loin.

Des vaisseaux sanguins, plus ou moins volumineux, dénudés et isolés, traversent parfois l'excavation ; ils sont en général oblitérés, mais peuvent demeurer perméables, et, lorsqu'ils s'ulcèrent à leur tour, il sont la source d'hémorragies parfois foudroyantes. — Nous reviendrons spécialement, d'ailleurs, sur cette question de l'état des vaisseaux.

A cette période d'excavation, l'intervention est encore justifiée, car il s'agit de *modifier* une caverne dont les parois sécrètent des produits putrides, intoxiquent le malade, qui finit ordinairement par succomber, en raison du peu de tendance de la caverne à la guérison spontanée. L'abcès gangréneux s'évacue ordinairement par les bronches. Celles-ci s'altèrent parfois sous l'influence des sanies auxquelles elles donnent passage : il en résulte une bronchite putride. C'est l'inverse de ce qui se passe dans d'autres cas, où la bronchectasie avec sphacèle des parois et des extrémités bronchiques est le point de départ de foyers pulmonaires (1).

---

(1) *Si le foyer gangréneux est superficiel*, il peut déterminer, en

Une fois le foyer évacué, spontanément ou à la suite de l'intervention, les parois de la caverne sont la source d'une suppuration de durée variable : c'est pourquoi l'on a pu préconiser après l'évacuation du foyer gangréneux un curetage prudent de la cavité. — La cicatrisation s'opère suivant le processus ordinaire des ulcères du poumon : prolifération de bourgeons charnus, formation de tissu fibreux, dense, amenant par rétraction inodulaire l'accolement définitif des parois de la caverne.

Quant aux *détails histologiques* des lésions de la gangrène pulmonaire, nous commencerons, pour suivre l'exemple des auteurs français et étrangers (qui d'ailleurs s'en tiennent là), par nous reporter au court, mais très clair chapitre que MM. Cornil et Ranvier consacrent à la lésion qui nous occupe.

s'ouvrant dans la plèvre, un pyo-pneumothrax putride. Ce mode d'ouverture du foyer est plus rare ; il s'observe en général dans des cas à marche suraiguë, lorsque des adhérences pleurales n'ont pas eu le temps de s'établir pour protéger la séreuse contre l'envahissement par le foyer pulmonaire. C'est de cette dernière façon que les choses se passent d'habitude : quand l'évolution du foyer gangréneux est subaiguë d'emblée, la réaction inflammatoire de la séreuse ne fait presque jamais défaut ; les autopsies relatées par Liandier (et dont nous reproduisons un certain nombre) nous fournissent à cet égard les renseignements suivants :

Sur 18 cas de gangrène consécutive à la bronchectasie, on note 12 fois des adhérences, serrées ou lâches, sans un seul cas de perforation par le sphacèle. 5 fois on note de l'épanchement, séreux dans 3 cas, purulent dans 2 autres. Dans tous les cas de gangrène au cours de la tuberculose pulmonaire, les adhérences sont notées, et on observe en outre sur 14 cas 1 fois de l'épanchement séreux fétide avec perforation par le foyer sous-jacent, 2 fois un épanchement séreux simple, 2 fois un épanchement séro-sanguinolent, 1 fois un épanchement séro-purulent, 1 fois un épanchement purulent, enfin 2 fois des plaques verdâtres au niveau du feuillet viscéral. Aussi M. Tuffier rejette-t-il de la chirurgie pulmonaire, pour tous ces cas, les interventions qui sont des pleurotomies simples.

Sur une coupe d'un noyau gangréneux, disent-ils en substance, on trouve trois couches distinctes :

1° Une couche centrale, complètement nécrose, masse pulpeuse et grisâtre, constituée par des éléments élastiques et des débris vasculaires qui adhèrent à la zone suivante ;

2° Cette deuxième couche offre des lésions de pneumonie dans laquelle le poumon est en voie de mortification ; ce tissu, *privé d'air,* est gris, peu transparent, les bronchioles acineuses et les alvéoles sont gorgés d'un exsudat riche en éléments lymphatiques, avec de grandes cellules sphériques mesurant de 15 à 20 millimètres de diamètre, et remplies de granulations graisseuses ;

3° Enfin, en dehors de cette couche, il existe une zone périphérique offrant des lésions de pneumonie fibrineuse avec des alvéoles remplis de globules de pus, et des capillaires distendus par le sang.

En résumé, tout se réduit à ceci : *une zone centrale complètement nécrosée, siège de fermentations putrides ; une zone intermédiaire hépatisée, une zone périphériques plénisée.*

Dans les deux couches centrale et moyenne, les vaisseaux *sont ordinairement oblitérés* par un caillot fibrineux; dans la *zone externe, ils sont perméables.* C'est là un fait capital, en ce qui regarde les hémorragies que nous nous proposons d'étudier.

Nous ne croyons pas inutile d'ajouter quelques détails à ces notions classiques. Mais auparavant, nous croyons devoir placer l'observation suivante dans ce chapitre, car c'est du malade qui en fait l'objet, que proviennent les pièces reproduites dans notre travail ; ce sont ces pièces qui nous ont permis d'ajouter à ce qui précède quelques considérations nouvelles sur lesquelles M. Letulle, notre excellent maître, a attiré notre attention.

Observation I (Inédite) (1).

Gangrène pulmonaire communiquant avec la plèvre. — Crachats hémoptoïques au cours de la maladie. — Mort.

Homme de 57 ans, entré le 1er mars 1897 dans le service de M. Mathieu.

Le malade est souffrant depuis douze jours. Il a eu un point de côté, de la dyspnée, mais pas de grande fièvre, dit-il.

Son expectoration était « couleur chocolat ». On lui a mis deux vésicatoires sur la poitrine.

État actuel. — Le malade tousse encore. Son expectoration est jaunâtre, assez abondante, très fétide. — Cette fétidité daterait de douze jours.

A l'auscultation, on entend des râles sibilants et quelques frottements disséminés des deux côtés, en avant.

Submatité aux deux bases, avec râles sous-crépitants fins, sans souffle.

Le cœur paraît normal.

Pas d'albumine dans les urines.

Température, 37°4.

2 *mars.* — Les crachats ne sont plus fétides et contiennent quelques filets de sang. — Mêmes signes stéthoscopiques. Toujours absence de fièvre.

---

(1) Nous adressons nos vifs remerciements à MM. Mathieu et Nattan-Larrier qui ont bien voulu nous donner cette observation.

4 *mars*. — Le malade a les pommettes rouges, les yeux brillants.

Température, 39°. — Râles sous-crépitants fins aux deux bases, surtout à gauche. — Expectoration verdâtre, fétide, mais moins qu'au début. — L'auscultation du cœur dénote le deuxième bruit aortique claquant.

Hyposulfite de soude : 4 grammes.

5 *mars*. — Expectoration jaunâtre, abondante, homogène, son aspect rappelle jusqu'à un certain point celui d'une *vomique ;* mais le malade expectore chaque fois en petite quantité.

Les jours suivants, l'expectoration conserve une odeur fade. — Les symptômes d'auscultation persistent.

15 *mars*. — Quelques filets de sang dans les crachats. — On supprime l'hyposulfite de soude.

Pas de changement notable jusqu'au 15 mars.

25 *mars*. — Ascension thermique (39°) et abondance de l'expectoration fétide.

27 *mars*. — Température, 39°. — Facies anxieux, respirations fréquentes. La langue est humide et les signes d'auscultation persistent.

Submatité à la base droite et affaiblissement du murmure vésiculaire.

28 *mars*. — Cet état persiste en s'accentuant. Tempér., 39°.

29 *mars*. — Respirations à 50. — Température, 37°. Extrémités cyanosées, nez refroidi, visage couvert de sueur. — Le malade ne répond pas à l'interrogation. — On entend un gros râle trachéal. Haleine extrêmement fétide. — Crachats modérément fétides. Tout semble présager une fin prochaine.

A l'examen du poumon *droit*, on trouve en arrière une zone de matité dont la limite supérieure répond à deux travers de doigt au-dessous de l'angle de l'omoplate ; à ce niveau, absence de vibrations et de murmure vésiculaire.

Pas de souffle.

Mêmes signes dans l'aisselle. Une ponction exploratrice faite avec la seringue de Straus ramène un liquide citrin, légèrement louche, et d'une extrême fétidité.

Injections sous-cutanées d'éther, de caféine.

En raison de l'état du malade, on rejette l'idée de toute intervention immédiate.

Vers midi, l'état s'améliore, la dyspnée est moins vive, les extrémités moins cyanosées. — Mais le râle trachéal et l'anxiété persistent.

Vers 4 heures, la dyspnée a diminué. Le malade, plus calme, semble comprendre les questions qu'on lui adresse.

30 *mars*. — Température 37°4. — L'adynamie est moins marquée. — 35 respirations par minute. — Le malade n'est pas obnubilé. — A l'examen du thorax, le niveau du liquide semble s'être élevé. — La submatité atteint l'angle de l'omoplate en arrière, et en avant elle s'élève jusqu'à 3 travers de doigt au-dessous du mamelon. — Au-dessus, une zone tympanique très nette. — Dans toute la sonore, respiration large, presque soufflante, mais aucun signe de pneumothorax.

On entend, au niveau de l'angle de l'omoplate, une sorte de souffle qui revêt parfois nettement le timbre cavitaire. — On se demande si, à ce niveau, n'existe pas le foyer principal, quoique l'on songe plutôt à une forme à foyers disséminés.

1er *avril*. — Le malade, dont l'état semble s'améliorer, est transporté chez M. Bazy (1).

3 *avril* 1897. — Anesthésie chloroformique. Incision de 7 centimètres environ, en arrière sur la 8e côte. On la résèque sur une longueur de 5 centimètres. La plèvre est ouverte en-

(1) Nous adressons à M. Bazy nos remerciements pour les détails de l'opération qu'il a bien voulu nous communiquer.

suite, il s'en échappe une grande quantité de liquide excessivement infect, à odeur de carie dentaire. Le malade est pris alors d'un accès de suffocation que l'on arrête en lui élevant les bras et en le plaçant sur le dos. A chaque effort d'expiration, on voit le poumon s'appliquer contre la paroi, dont il s'éloigne pendant l'inspiration. — La surface du poumon a un aspect étrange, pas de fausses membranes ; cependant il paraît induré.

Un tube à drainage est placé dans la gouttière costale. Il mesure à peu près 8 centimètres. On rétrécit, par des points de suture, l'incision cutanée.

Le 6 avril, le malade succombe.

Autopsie (36 heures après la mort).

Pas de lésions intestinales. — L'appendice, long de 17 centimètres, contient de petites boulettes fécales.

Reins un peu congestionnés, d'ailleurs normaux. — *Vessie* intacte.

Rate volumineuse, longue de 18 centimètres, large de 12, sans lésions apparentes.

Foie de volume normal, un peu pâle, plus jaune par plaques, mais ne présentant pas l'aspect d'un foie infectieux ni du foie graisseux.

Cœur normal. — Léger athérome aortique. — Ganglions de bile pulmonaire anthraciques et volumineux. — *Trachée* et *bronches* pleines de pus âcre, muqueuse congestionnée.

A droite, adhérences pleurales récentes de tout le lobe supérieur, adhérences anciennes en bas ; à la partie moyenne, large cavité ; pneumothorax sans pus, mais exhalant une odeur très fétide.

Plèvre pariétale droite très épaissie (5 à 6 millimètres), et offrant l'apparence lardacée, très adhérente au diaphragme. *Poumon droit* très emphysémateux, au moins au niveau de ses bords. — Il montre quelques anciens tubercules calcifiés et guéris; le lobe moyen est envahi, dans presque toute l'étendue de sa surface, par une lésion d'aspect suivant: couleur blanc-gris sale, brillant, se déchirant sous le doigt et plongeant au fond de l'eau ; à la partie toute supérieure et superficielle, une caverne déchiquetée, noirâtre, grosse comme une petite noix, s'ouvrant dans la plèvre.

Poumon gauche congestionné dans presque toute sa hauteur, au niveau du bord postérieur, de chaque côté de la scissure interlobaire ; enfin, au niveau de son tiers inférieur, trois taches d'un blanc jaunâtre correspondant à des nodules de broncho-pneumonie gangréneuse sous-pleurale. Pas d'adhérences. — Une petite caverne gangréneuse, sous-jacente à la plèvre, paraissait devoir communiquer avec elle à bref délai.

Les pièces provenant de cette autopsie ont été coupées et c'est d'après elles qu'ont été faits les dessins qui sont annexés à ce travail. Nous ajouterons encore que les deux poumons, mais surtout le poumon droit, contenaient de nombreux foyers gangréneux disséminés, variant du volume d'un pois à celui d'une noix, les uns complètement ramollis, les autres en voie de ramollissement, entourés d'une zone de pneumonie aiguë s'étendant plus ou moins.

Voici maintenant les considérations d'histologie pathologique auxquelles ces pièces ont donné lieu, jointes à d'autres coupes qui appartiennent à M. Letulle.

HISTOLOGIE PATHOLOGIQUE DE LA GANGRÈNE PULMONAIRE

Au point de vue microscopique, l'examen méthodique de plusieurs cas de gangrène pulmonaire ayant présenté l'allure subaiguë habituelle, démontre que le sphacèle du parenchyme procède par îlots escarotiques. Dans la mortification des îlots gangréneux, la grande majorité des coupes montrent, au milieu des détritus pulpeux, un grand nombre de vaisseaux sanguins, artères ou veines pulmonaires, dont la lumière n'est pour ainsi dire jamais comblée par des thrombus fibrino-leucocytiques anciens. Tantôt, en effet, le vaisseau, volumineux, possède encore des caractères de structure microscopique suffisamment conservés pour être reconnaissables, en tant que parois vasculaires, et, dans ce cas, le caillot sanguin qui obstrue la lumière vasculaire est surtout constitué par des globules rouges désagrégés, entremêlés à des globules blancs plus ou moins reconnaissables, avec filaments fibrillaires de fibrine irrégulièrement répartis.

Tantôt, le squelette vasculaire, flottant au milieu des détritus, n'est presque plus accessible aux matières colorantes, et ne se reconnaît guère qu'aux fibres élastiques de la gaine adventice, limitant, en dedans d'elles, une bande rosâtre, anhiste, qui limite ainsi, de chaque côté, une cavité remplie d'éléments désagrégés.

Tantôt enfin, en plein magma granuleux, et d'apparence graisseuse, se montre un cercle brun sale (par le picro-carmin), ovalaire, vaguement estompé sur ses bords, et donnant une figure de même forme et de mêmes dimensions que les squelettes vasculaires en voie de mortification, dont nous venons de parler. L'intérieur de ce cercle est rempli par un magma granuleux à peu près uniforme, avec, dans son intérieur, des sortes de cavités vacuolaires, irrégulières, remplies de liquide. Il s'agit manifestement alors d'un tronc vasculaire totalement mortifié, infiltré de microbes en amas. A ce niveau, les interprétations pathogéniques ont libre carrière, car il est impossible de dire à quel moment l'oblitération vasculaire s'est produite et par quelle cause.

Il paraît vraisemblable, sinon certain, que, pour ces dernières lésions nécrobiotiques, l'ischémie vasculaire est consécutive à l'inflammation gangréneuse des parties.

Quant au squelette des bronches, on n'en trouve pour ainsi dire jamais trace à l'intérieur de la pulpe gangréneuse.

Inversement, les cloisons interacineuses et interalvéolaires sont quelquefois assez reconnaissables, quoique nécrosées, pour permettre de reconstituer schématiquement la disposition topographique d'une partie des régions pulmonaires escarifiées.

Si l'on ajoute à ces aspects différents certains placards de tissu mortifié dans lesquels, avec une certaine quantité de charbon, se montrent des blocs d'une substance gris-brunâtre par le picro-carmin, prononcée, et ne laissant presque pas reconnaître la structure alvéolaire des parties, on aura la plupart des lésions d'ensemble constituant le bloc gangréneux. Il faut noter encore, cependant, que le picro-carmin colore quelquefois d'une manière très vive des cloisonnements alvéolaires devenus imperméables et mortifiés, au milieu même de ces placards opaques, denses, et d'aspect granulo-graisseux.

Ajoutons enfin que, suivant l'orientation des coupes et la disposition des anfractuosités de la paroi, on peut rencontrer de place en place de gros amas de leucocytes collectés sous forme de masses purulentes.

Parois de la caverne. — Les parois d'une caverne gangréneuse, dans les cas récents et d'allure subaiguë, sont constituées uniquement par :

1° l'appareil alvéolaire en voie d'hépatisation fibrineuse aiguë ; 2° les portions du squelette interstitiel, en particulier les travées conjonctivo-vasculaires qui cloisonnent l'appareil lobulaire du poumon.

A. *Alvéoles pulmonaires.* — La plupart des alvéoles qui doublent la paroi cavitaire sont simplement farcis par un exsudat fibrino-leucocytique rempli de microbes. Ces lésions sont banales, purement inflammatoires ; elles ne diffèrent guère de lésions de la pneumonie franche que par la grande quantité de globules rouges, épanchés parfois dans la cavité de l'alvéole. Les cloisons alvéolaires qui limitent cette cavité sont, pour la plupart, normales, ou, du moins, leurs capillaires ne paraissent que distendus par du sang non coagulé. Sur quelques points, cependant, certains de ces capillaires se montrent sous forme d'un bloc brillant, vivement coloré en rouge par le picro-carcmim. Un fort grossissement permet de reconnaître alors un thrombus vasculaire surtout leucocytique, probablement déjà imperméable pendant la vie.

Les fibres élastiques de l'alvéole paraissent normales.

En certains endroits très rapprochés de la cavité gangréneuse, et surtout au voisinage d'espaces périacineux reconnaissables aux larges veinules dilatées qui les occupent, et aux filaments conjonctifs assez denses qui les accompagnent, les lésions de la paroi alvéolaire offrent un caractère un peu plus particulier : les filaments fibrillaires exsudés dans la cavité semblent se détacher de la paroi elle-même, manifestement altérés et en voie de nécrose fibrinoïde évidente. De cette disposition résultent des sortes de pédicules fibrineux, s'épanouissant, d'une part, dans l'exsudat fibrineux alvéolaire, de l'autre, s'étalant sur la paroi alvéolaire transformée, avec le tissu de laquelle les fibrilles semblent se confondre.

Plus on s'éloigne de l'extrême bordure de la caverne, et plus les lésions inflammatoires deviennent multiformes. Trois sortes de lésions s'associent, assez loin de la caverne, pour constituer le tissu induré blanchâtre qui entoure presque constamment les cavernes gangréneuses du poumon.

1° L'exsudat fibrino-hémorragique (alvéolite hémorragique).

2° Alvéolite suppurée ;

3° Œdème alvéolaire.

1° *Exsudat avec hémorragie.* — Nombre d'alvéoles souvent très éloignés du foyer gangréneux se présentent avec quantité de globules rouges épanchés dans la cavité. Il est bon de remarquer que, de ces alvéoles hémorragiques, les uns contiennent des blocs fibrineux très denses, franchement inflammatoires. Les autres sont surtout apoplectiques, c'est-à-dire gorgés surtout de globules rouges et contenant en outre une faible quantité de fibrine fibrillaire et des éléments cellulaires. Parmi ces éléments infiltrés au milieu de la fibrine, on distingue : de grosses cellules « à poussière », éléments polygonaux remplis de poussière charbonneuse ; des leucocytes ordinaires, mono ou polynucléés ; de gros éléments vésiculeux, munis d'un gros noyau, et ressemblant à des cellules épithéliales desquamées.

2° *Alvéolite suppurée.* — Les éléments farcis de globules blancs ne sont pas nombreux autour des parois gangréneuses. C'est surtout à la périphérie des bronches et bronchioles voisines de la caverne que se montrent, le plus abondants, ces îlots d'alvéolite hyper-leucocytique. En effet, la plupart des bronches correspondant à l'îlot de gangrène sont le siège des inflammations aiguës purulentes. La plupart de ces bronches apparaissent dilatées, avec leurs vaisseaux propres gorgés de sang. Leur épithélium est desquamé, et toutes leurs couches sont disséquées par des éléments lymphatiques infiltrés jusque dans les parois alvéolaires adjacentes. Cette bronchite infectieuse est la règle dans tous les cas. — Sur des préparations heureuses, on peut démontrer (Pl. I, fig. 1) l'envahissement infectieux des bronches péricavitaires par les produits septiques gangréneux. Les techniques appropriées montrent un grand nombre de germes infiltrés dans les bronches et le tissu péribronchique.

3° *Œdème alvéolaire.* — On trouve jusqu'à des distances extrêmement éloignées, et, en particulier, sous la plèvre viscérale, un nombre considérable d'alvéoles remplis de sérosité albumineuse, associée à une quantité variable de cellules à poussière et de globules blancs. Ces lésions ne sont pas seulement des lésions passives. Un examen attentif montre dans les cavités de la bronchiale acineuse quelques filaments fibrineux associés à l'œdème ; de plus, souvent, dans certains points déclives, on trouve des amas d'éléments cellulaires volumineux, presque tous hydropiques, parmi lesquels il est facile de reconnaître et des cellules à poussière et des cellules épithéliales, le tout associé à un petit nombre de globules blancs diapédésiques. Quelques alvéoles œdématiés contiennent des bandes de cellules épithéliales desquamées, flottant au milieu de la sérosité.

Les vaisseaux capillaires alvéolaires et les canaux sanguins périacineux sont, dans ces mêmes régions, habituellement très distendus par les globules rouges.

Toutes les lésions que nous venons de résumer démontrent l'existence d'un processus broncho-pneumonique disséminé bien au delà de la région escarotique.

Est-il possible, par les coupes, d'établir la contemporanéité des lésions broncho-pneumoniques et du processus gangréneux ? Cette question est d'une solution très difficile, étant donné que, malgré toutes les précations, l'examen microscopique des pièces ne porte que sur une partie de différentes régions. Comme, d'autre part, l'histologie pathologique est incapable de fixer l'âge, et, par suite, la durée d'un foyer gangréneux, il en résulte que les éléments du problème sont insuffisants.

Toutefois, vu l'identité d'allures des lésions pneumoniques paragangréneuses et des placards broncho-pneumoniques disséminés, il est logique d'admettre qu'un grand nombre de lésions aiguës, non gangréneuses, datent de la même époque que la gangrène.

B. *Squelette interstitiel pleuro-pulmonaire.* — Au niveau de la caverne gangréneuse, les cloisonnements fibreux sont quelquefois partiellement conservés et flottent dans la cavité désagrégée (Fig. 1 et 4). — Ces cloisonnements, qui accompagnent d'ordinaire les ramifications importantes des bronches ou des vaisseaux, forment souvent à la face interne de la caverne des saillies, sorte d'éperons auxquels adhèrent plus ou moins longtemps les détritus sphacélés. Ces éperons conjonctifs, encore intacts ou déjà partiellement nécrosés, offrent fréquemment ce caractère important de contenir dans leur intérieur de gros vaisseaux, soit artérioles soit veinules pulmonaires. Ces vaisseaux sont remplis de sang non coagulé, preuve que la circulation y est encore effective pendant la vie. La dilacération des parois par le processus gangréneux explique les énormes hémorragies possibles par ces vaisseaux.

Le long de la paroi cavitaire, lorsque celle-ci touche à l'un quelconque des grands espaces interlobulaires du poumon, la même disposition de travées conjonctives doublées d'un gros vaisseau, se reproduit fréquemment, et l'on voit aussi de gros lacs sanguins appartenant à des vésicules pulmonaires, toucher pour ainsi dire la caverne dont ils ne sont séparés que par une mince bordure de tissu fibreux. Ce tissu fibreux protecteur est tantôt encore normal, et, dans ce cas, riche en éléments nucléaires, tantôt déjà nécrosé et brillant, rosâtre, prêt à se rompre.

Si l'on examine avec soin chacun des gros vaisseaux pulmonaires sous-jacents à la caverne, on remarque :

1° Qu'ils sont tous perméables, par un sang peu riche en lymphatiques ; 2° que leurs parois sont souvent partiellement enflammées.

Dans ces cas, la périphlébite et la périartérite sont les

lésions les plus fréquentes ; la mésartérite et la mésophlébite sont rares ; en outre, l'endartérite et l'endophlébite aiguës, exceptionnelles.

Les vaisseaux lymphatiques du poumon sont assez difficiles à reconnaître au milieu des lésions broncho-pneumoniques variées, décrites précédemment. Il est une région cependant où l'on retrouve des vaisseaux : c'est au-dessous de la plèvre, dans les espaces périlobulaires. A ce niveau, en effet, les vaisseaux lymphatiques sont distendus par une quantité considérable de globules blancs et la lymphe coagulée. La disposition du thrombus lymphatique est même curieuse et partout identique, quelles que soient les dimensions du vaisseau examiné : une partie de la cavité vasculaire est remplie par une sérosité albumineuse, granuleuse, grisâtre, avec, dans son intérieur, une petite quantité de globules blancs. Le reste de la cavité vasculaire est occupé par un énorme amas d'éléments lymphatiques mono ou polynucléaires, la paroi du vaisseau distendue est facilement reconnaissable.

Enfin la plèvre présente quelques lésions inflammatoires exsudatives récentes, soit logées à la surface de la séreuse jusqu'alors normale, soit accolée à des placards de pleurésie chronique fibreuse, surtout remarquables par l'énorme quantité de charbon accumulé au milieu de ses travées fibreuses.

Nous ne terminerons pas ces quelques vues anatomo-pathologiques sans dire un mot de la *pathogénie* de la gangrène pulmonaire. Nous rappellerons tout d'abord que, pour Virchow, la mortification précède la putréfaction (nous ne parlons, bien entendu, que des gangrènes dites « primitives », et laissons de côté les cas où elle vient manifestement compliquer une altération préexistante, cas où l'on peut, pour l'expliquer, invoquer l'invasion par les saprogènes d'un terrain favorable à leur développement).

Le point primitif, essentiel de la gangrène, pour Virchow, est l'embolie ou la thrombose des vaisseaux bronchiques et pulmonaires. — Le fait est vrai dans un certain nombre de cas. Mais il s'agit sans doute le plus souvent d'embolies *septiques*, parties d'un point quelconque de l'organisme,et qui déterminent la production d'îlots pulmonaires nécrobiotiques.

Nous ne pouvons nous empêcher de remarquer, du reste, que la gangrène, tout comme l'embolie pulmonaire, a une prédilection marquée pour le poumon droit et pour ses parties inférieures.

Mais on ne saurait considérer, dans tous les cas, la gangrène comme une simple annexe des embolies et thromboses pulmonaires. — Pour MM. Cornil et Ranvier, les lésions gangréneuses sont d'ordre broncho-pneumonique, et c'est très visiblement ce qui a lieu en ce qui concerne les pièces provenant du malade qui fait l'objet de l'observation I.

Nous n'avons pas la prétention de trancher la question.

Nous croyons que la gangrène peut être d'origine embolique ou sanguine aussi bien que d'origine aérienne, c'est-à-dire broncho-pneumonique.

Nous serons, en revanche, plus affirmatif sur un autre point.

L'on a été, depuis le commencement du siècle, frappé par les hémorragies abondantes qui précèdent, parfois de longtemps, de plusieurs semaines, l'apparition des signes ordinaires de la nécrose du poumon. Or, un très grand nombre d'auteurs, entre autres Boudet, Rindfleisch et même Liandier, considèrent que cette hémorragie peut être *la cause* de la putréfaction du poumon ; le sang, éminemment putrescible, se décompose, et le tissu pulmonaire adjacent se putréfie par propagation. Boudet, dans son mémoire auquel nous avons emprunté plusieurs observations, insiste sur l'*épanchemeмt de sang,* comme cause de sphacèle du poumon ; pour lui, la gangrène qui survient à la suite de l'*apoplexie* pulmonaire est due à l'altération, à la *putréfaction du sang,* et il ne met nullement en cause, parmi les facteurs de la gangrène, les lésions pulmonaires dont l'hémorragie n'est qu'un symptôme.

Or, une telle hypothèse est absolument insoutenable (1), aucun fait ne vient à son appui ; c'est précisément le contraire qui s'observe ; le sang, extravasé dans un foyer nécrosique, s'altère au contact des éléments putrides, au point d'être parfois très difficilement reconnaissable.

Nous laisserons de côté l'étude bactériologique, qui s'écarte trop de notre sujet et qui, d'ailleurs, est loin d'être tranchée. Nous nous bornerons à dire que tous les microbes ont été trouvés au niveau des foyers gangréneux ; et l'on ne saurait encore, à l'heure présente, dire avec certitude si la gangrène peut être due à des microbes pathogènes quelconques, capables de devenir saprogènes à

(1) Letulle. Communication orale.

un moment donné, ou si elle est l'œuvre d'organismes spécifiques (ce qui paraît beaucoup plus probable) (1).

Terminons là cette étude anatomo-pathologique et pathogénique, pour aborder celle de l'hémorragie en tant que syndrome clinique au cours du sphacèle du poumon.

(1) Citons à ce sujet les leptothrix pulmonalis de Leydon et Jaffe, Monas lens et Cercomonas de Kannenberg.

DEUXIÈME PARTIE

SYMPTOMATOLOGIE.

Un accident aussi commun que l'hémoptysie au cours de la gangrène pulmonaire ne pouvait évidemment passer inaperçu des auteurs qui donnent de cette affection une description clinique. Mais la plupart se contentent de le signaler incidemment, comme un symptôme de faible importance. Quelques-uns ne citent l'hémoptysie qu'à titre de complication, c'est-à-dire lorsqu'elle est assez considérable pour ajouter, par sa gravité propre, à celle de l'affection dont elle dérive. Voici, du reste, comment s'expriment à cet égard les principaux auteurs classiques :

« Les vaisseaux qui sillonnent la paroi de la caverne gangréneuse, dit M. Jaccoud (pathologie interne), sont presque toujours obturés par des thromboses secondaires. — Parfois, cependant, celles-ci font défaut, et au moment de la chute de l'escarre, des hémorragies peuvent être produites. » — Puis, en décrivant les caractères de l'expectoration : « ces crachats, qui peuvent être par instant formés de sang pur, sont ordinairement sanguinolents, sanieux ou séro-muqueux », enfin, relativement au mode de terminaison de la gangrène pulmonaire « la mort peut être provoquée par une hémorragie abondante qui obture les voies de l'air et produit l'asphyxie ».

Grisolle consacre quelques lignes à la description de l'hémoptysie ; il décrit les crachats « sanieux ou formés de sang pur, que les malades rendent parfois en abondance..... il arrive aussi, mais plus rarement, que la gangrène, en détruisant un vaisseau encore perméable, produit une hémorragie foudroyante ».

Eichhorst, qui ne parle pas de l'hémoptysie dans sa description clinique de la gangrène pulmonaire s'exprime ainsi lorsqu'il traite des *complications:* « Parmi les complications de la gangrène pulmonaire signalons l'hémoptysie. Quelquefois, c'est le premier symptôme de la maladie, ou bien elle n'apparaît que plus tard, à la suite de fortes quintes de toux, ou bien elle arrive spontanément par suite de l'érosion des vaisseaux. — Le sang épanché peut obstruer les bronches et causer la mort, ou bien celle-ci est due à l'abondance de l'hémorragie ».

Enfin, M. Netter, dans son article du traité de Médecine, signale l'hémoptysie de la façon suivante :

« Les crachats de la gangrène pulmonaire sont généralement, au début, teintés de sang. Il peut y avoir dans un huitièmedes cas des hémoptysies véritables dues à l'érosion de vaisseaux pulmonaires. »

Ces hémoptysies se produisent généralement à la période confirmée, mais on les voit aussi à la période initiale.

Nous n'avons trouvé que dans la Pathologie interne de Hardy et Béhier une description moins sommaire des crachements de sang qui surviennent au cours de la gangrène pulmonaire.

« Nous pensons, disent-il, qu'on doit attacher une assez grande importance à l'hémoptysie, comme signe diagnostic de la première période de la gangrène; — nous l'avons trouvée dans la majorité des cas que nous avons observés, et on la rencontre dans un grand nombre d'observations publiées par divers auteurs. Dans quelques circonstances, l'hémoptysie est formée par du sang pur, rendu en quantité notable ; d'autres fois, elle est plus modérée, et le sang est mêlé à des mucosités; — mais, à moins de pneumonie concomitante, le sang n'est jamais mêlé intimement au mucus, de manière à produire des crachats rouillés, comme dans l'inflammation du poumon. — Le crachement de sang peut ne se montrer que dans les premiers jours, ou de temps en temps; dans d'autres cas, il est plus persistant et dure jusqu'à la terminaison funeste de la maladie. — A la deuxième période, les crachats sont quelquefois formés de sang, mais de sang noir, et, quelquefois, ils sont muqueux ou muco-purulents, diffluents, tantôt rougeâtres, bruns ou gris..... »

Enfin, ces auteurs signalent l'hémoptysie comme une des causes de la mort.

Trousseau ne signale pas le crachement de sang au cours du sphacèle de poumon; — il est vrai que son expérience personnelle n'a trait qu'à deux cas de gangrène pulmonaire.

Il semblerait donc, d'après les citations que nous venons de faire (excepté, bien entendu, celle de Hardy et Béhier), que l'hémoptysie fût un symptôme peu important, et rarement un accident grave au cours du sphacèle du poumon.

Or, il résulte pour nous, des observations qui nous ont passé sous les yeux, que l'hémoptysie dans la gangrène pulmonaire, loin d'être un symptôme rare, se rencontre dans une très forte proportion, nous dirions volontiers dans la plupart des cas. — C'est ainsi, par exemple, que, sur les 35 observations réunies dans le mémoire de Liandier, nous la trouvons signalée 24 fois, c'est-à-dire dans plus de 70 pour 100 des cas, proportion beaucoup plus forte, par conséquent, que celle qu'a établie Lebert, pour qui elle ne s'observerait que dans un huitième des cas. — Comment les auteurs que nous venons de citer donnent-ils en général une si courte description de l'hémorragie dans la gangrène pulmonaire, comment la plupart passent-ils si rapidement sur ce syndrome, nous pouvons peut-être l'expliquer par le fait que la gangrène pulmonaire s'annonce le plus souvent par des symptômes pathognomoniques, par les caractères de l'expectoration, sa fétidité particulière, etc. ; puisque les symptômes en question sont suffisants pour établir le diagnostic de sphacèle du poumon, l'on comprend qu'en raison de leur caractère absolu de certitude, les autres symptômes pâlissent en quelque sorte, et s'effacent au second plan. — Nous estimons, pour notre part, que l'hémoptysie qui survient si fréquemment au cours de la gangrène pulmonaire constitue dans quelques cas un élément de grande importance pour le diagnostic de l'affection qui nous occupe, nous citerons en effet des cas où elle en a marqué le début apparaissant longtemps avant la fétidité des crachats.

Nous la verrons surtout constituer le symptôme principal de certaines formes du sphacèle du poumon.

Nous allons passer successivement en revue, dans notre description clinique des hémoptysies survenant au cours de la gangrène pulmonaire, les différentes formes qu'elles revêtent, la période de la maladie à laquelle elles surviennent, enfin le pronostic et les indications qu'elles comportent. Mais auparavant, nous croyons indispensable de rappeler brièvement les signes et l'évolution ordinaire du sphacèle du poumon, pour placer dans ce cadre le syndrome qui nous occupe spécialement.

Début généralement brusque, rarement chez un sujet offrant l'apparence de la santé parfaite, presque toujours chez un malade manifestement atteint d'une lésion pulmonaire quelconque, et surtout, très affaibli, dans un état de profonde misère physiologique. Ce début est marqué par un point de côté, de la dyspnée, une toux quinteuse, et bientôt après par une expectoration dont les caractères sont bien connus, et sur lesquels nous tenons à signaler seulement quelques particularités. Au début, les crachats peuvent ne présenter aucune odeur spéciale ; mais l'haleine est déjà odorante, et les malades accusent un mauvais goût dans la bouche, parfois un goût de plâtre humide. Dans quelques cas, comme, par exemple ceux que rapporte Corbin, l'haleine ne présente pas de traces de fétidité pendant tout le cours de la maladie. Mais ces fait sont des exceptions : de très bonne heure les crachats deviennent fétides ; et cette fétidité, que l'on a comparée aux odeurs les plus diverses, et qui, en réalité, ne ressemble qu'à elle-même, cette fétidité atteint parfois un degré tel, qu'une vaste salle en est rendue inhabitable et conserve longtemps cette odeur. — C'est là un caractère absolument pathognomonique de la gangrène pulmonaire ou de la gangrène bronchique : mais l'état général et l'évolution sont très différentes dans les deux cas.

L'aspect des crachats est d'abord peu caractéristique : de couleur verdâtre, ils ressemblent beaucoup aux crachats de la bronchite chronique. Cet aspect est d'ailleurs variable suivant l'affection sur laquelle vient s'enter le sphacèle. Quand le foyer gangréneux s'évacue par les bronches, ce qui survient en général d'assez bonne heure, étant donné la rapidité ordinaire du processus nécrosique, les crachats prennent des caractères plus nets ; de couleur grisâtre ou brunâtre, plus ou moins foncés, ils se séparent en trois couches : une couche superficielle mousseuse, une moyenne séreuse, une couche profonde, la plus consistante des trois, celle qui contient des débris de tissu pulmonaire, des acides gras, des microbes.

Nous n'insisterons pas sur les symptômes fournis par l'examen stéthoscopique ; tout d'abord, on constate en général des signes d'induration (se traduisant par de la matité, des râles crépitants ou sous-crépitants plus ou moins fins) ; puis, si le foyer, ramolli, s'évacue par les bronches, on constate des signes cavitaires (souffle amphorique, gargouillement, bruit de pot fêlé).

Les symptômes généraux qui résultent de l'infection putride sont variables. C'est d'abord une fièvre à caractères divers, dépendant pour une grande part de l'altération pulmonaire sur laquelle est venue se greffer la gangrène. Tantôt la fièvre se maintient constamment à une température très élevée, tantôt et plus souvent, elle présente le caractère hectique. Dans d'autres cas, elle est nulle ou à peine marquée. L'amaigrissement fait des progrès rapides, le malade tombe dans la cachexie, des sueurs profuses apparaissent, ainsi que de la diarrhée.

La maladie, quel que soit d'ailleurs le traitement médical employé, se termine le plus souvent par la mort. Celle-ci, lorsqu'elle ne résulte pas d'une hémorragie, survient au bout d'un temps variable, tantôt et plus souvent au bout de quelques jours (ce sont les cas de gangrène suraiguë), tantôt elle survient au bout de plusieurs semaines (il s'agit alors de formes chroniques ou subaiguës) ; elle est alors précédée d'un amaigrissement, d'une cachexie plus ou moins prononcés ; elle est due à l'intoxication par les produits pudrides que le foyer pulmonaire envoie dans l'organisme. Il est possible d'observer des foyers secondaires dans le cerveau (comme c'est probablement le cas relaté dans l'observation XX), dans la rate, dans le foie ; hâtons-nous d'ajouter que ces foyers viscéraux peuvent être produits par la même cause qui a occasionné le foyer pulmonaire, car il est bien difficile de prouver que c'est ce dernier foyer qui est le point de départ des autres.

Nous avons omis à dessein, dans l'esquisse rapide et que nous venons de tracer, le rôle que joue l'hémorragie dans l'évolution clinique du sphacèle du poumon ; c'est là maintenant le point qui va nous occuper spécialement.

Fréquence. — La première question à résoudre c'est sa fréquence. — Nous avons dit plus haut que pour Lebert elle s'observerait seulement dans 1/8 des cas. Mais si l'on entend par hémoptysie tout crachement de sang, en quelque quantité que ce soit, cette proportion est manifestement au-dessous de la vérité. A ce que nous avons dit de la fréquence des crachements de sang relevés dans la statistique de Liandier, où elle s'observe dans 75 o/o des cas environ, nous ajouterons que sur l'ensemble des 23 observations (la plupart sans intervention) de la thèse récente de Langlois, elle est notée 7 fois ; il convient d'ajouter que dans 4 cas, on nous signale soit une couleur lie de vin, une coloration brunâtre, chocolat, des matières expectorées. — C'est là un point sur lequel nous allons revenir dans un instant. — Quoi qu'il en soit, parmi les cas où l'hémoptysie n'est par formellement signalée, peut-être en est-il dans lesquels ce syndrome aura passé inaperçu en raison de sa faible importance, ou peut-être encore parce que le sang, rendu avec les matières expectorées, avait subi une altération putride qui le rendait méconnaissable à un examen superficiel ; il est très vraisemblable que cette couleur brunâtre, « chocolat » ou encore « lie de vin » que prennent à certains moments les crachats au cours de la gangrène pulmonaire, est précisément due à du sang altéré. — D'ailleurs l'examen microscopique révèle à peu près constamment dans les matières expectorées la présence des éléments figurés du sang, plus ou moins déformés.

Nous croyons donc être en droit d'affirmer l'extrême fréquence de l'hémorragie au cours du sphacèle du poumon.

Passons maintenant à son étude clinique. — Presque toujours l'hémorragie se révèle pas le rejet du sang, en plus ou en moins grande quantité, avec les matières expectorées. Mais il est quelques cas, rares à la vérité, où elle demeure latente, où il y a *hémorragie* sans *hémoptysie*. Ce fait a été observé dans des circonstances bien différentes :

1° Tantôt il s'agit d'un épanchement peu abondant, effectué lentement à la suite de la rupture d'un vaisseau de faible calibre au sein d'une caverne sans communication importante avec l'arbre bronchique. — C'est le cas de ce malade, observé par Laurence (Th. de Paris, 1840).

Observation II (Laurence).

Gangrène pulmonaire. Pas d'hémoptysie pendant la vie. — A l'autopsie, une caverne gangréneuse du lobe supérieur droit, avec caillots sanguins volumineux.

Homme de 30 ans, entré à l'Hôtel-Dieu le 11 avril 1838, après six jours de maladie. Les symptômes avaient été au début un point de côté à droite, de la toux et de la gêne à respirer. Les crachats étaient devenus fétides; le jour de son entrée, le malade présentait les symptômes suivants : grande faiblesse, accélération de la respiration et du pouls, langue blanche; crachats muqueux, opaques et fétides; haleine fétide. Dans la moitié antérieure et supérieure du poumon droit en avant, matité et respiration naturelle; les battements du cœur sont transmis à l'oreille, en avant, sous la clavicule droite; on les entend en arrière, du même côté, à la même hauteur.

Le 12, on n'entend plus la respiration bronchique; absence de bruit respiratoire et de toute espèce de râle; les battements du cœur étaient accompagnés d'un petit craquement qui ne se reproduisit plus les jours suivants.

Le 13, l'affaissement va en augmentant; sous la clavicule droite, il y a résonance de la voix.

Le 16, expectoration d'un liquide brunâtre, exhalant l'odeur de gangrène. Le malade se plaint d'une douleur à la gorge. En avant, sous la clavicule droite, là où il y a matité et absence de bruit respiratoire, on entend quelques craquements. Au sommet, en arrière, du côté droit, la respiration est bronchique.

Le 18, diarrhée et oppression considérable. Le malade meurt le 19, après 14 jours de maladie.

Autopsie. — Du côté droit des adhérences générales réunissaient les deux feuillets de la plèvre. — Le poumon de ce côté adhère par sa face interne au péricarde. Au niveau des 4 premiers espaces intercostaux les deux plèvres, intimement confondues, forment la paroi antérieure d'une cavité qui occupe le lobe supérieur du poumon droit. Cette cavité est anfractueuse *et contient des caillots sanguins volumineux*; elle exhale l'odeur de gangrène. Autour, le tissu pulmonaire est ramolli et de couleur noirâtre. Le péricarde entrait dans la composition de la paroi interne de cette cavité. A l'intérieur de ce sac, on voyait une plaque de couleur ardoisée correspondant au foyer de la gangrène. Plusieurs bronches s'ouvrent dans la cavité ; la muqueuse de ces bronches est noirâtre ; le poumon gauche est sain, les autres viscères sont dans un état d'intégrité parfaite.

Une hémorragie, dans l'observation qui précède, ne fut peut-être pas latente, dans toute l'acception du mot, car le liquide *brunâtre* expectoré par le malade devait contenir du sang altéré, mais enfin, il ne s'est pas moins produit une autre hémorragie dans la caverne gangréneuse, puisque l'on y trouva des *caillots volumineux*, et qui, celle-là, ne se révéla pas antérieurement. A quelle époque se produisit-elle ? C'est ce qu'il est difficile de préciser. Il est vraisemblable qu'elle survint peu de temps avant la mort. On peut la comparer à ces hémorragies qui surviennent dans les cavernes tuberculeuses, à la période agonique, et qui se traduisent uniquement, comme dans le cas présent, par la présence de *caillots* dans l'excavation ;

2° L'hémorragie pulmonaire peut être encore *latente* dans les circonstances suivantes : c'est lorsqu'elle résulte d'une congestion extrême autour d'un foyer gangréneux ; il s'agit alors, non pas d'un épanchement localisé, dans une cavité, mais d'un foyer hémorragique diffus, interstitiel, sans communication importante avec l'arbre bronchique.

Bard (Th. de Langlois) a constaté quatre cas de ce genre. Il s'agissait de gangrène aiguë et au cours de laquelle la fétidité de l'haleine fit complètement défaut. Les malades n'eurent pas non plus d'hémoptysies, et chez tous on trouva, autour de foyers gangréneux, une zone congestive et hémorragique plus ou moins accusée.

Nous empruntons à la thèse de Langlois la plus typique, à cet égard, de ces observations :

Observation III (Résumée).

Diagnostic : Pneumonie. — Gangrène pulmonaire. Autopsie. Gangrène pulmonaire double à forme pneumonique.

BARD (Th. de Langlois.)

Homme de 58 ans, jardinier, entré à l'hôpital Saint-Pothin le 22 mai 1886. Mort le 27 mai 1886.

Le malade délirait quand on l'a amené dans le service, et n'a pu fournir aucun renseignement sur sa maladie. On crut d'abord à une rétention d'urine, on lui débrida le prépuce dont l'orifice était petit, enfin on le sonda.

La plaie du prépuce suppura rapidement. Pas trace d'abcès urineux. Langue sèche, noirâtre, lèvres fuligineuses. — Le malade tousse un peu, avale ses crachats.

Dyspnée peu accentuée. Cœur normal. — Battements sourds et éloignés.

Aux poumons, quelques râles fins aux bases ; pas de souffle. — Foie normal. — Éruption vésiculeuse sur la face antérieure de la poitrine.

L'urine contient de l'albumine en quantité notable, *sans sucre*, T. 39°5 et 40.

26 mai. — État général sensiblement aggravé. — La dyspnée est accentuée et la respiration s'accompagne de râle trachéal. — L'éruption vésiculeuse s'affaiblit. Ventre ballonné et douloureux. On apprend que le malade, employé comme jardinier hors de chez lui, ne couchait pas à la maison. Il y est arrivé un matin, délirant déjà, après avoir travaillé toute la journée et la veille, probablement au soleil. — Il a été soigné chez lui par un médecin pendant 8 à 10 jours, en sorte qu'actuellement la maladie remonterait à environ 15 jours. — Il s'était toujours bien porté auparavant. Mort le 29 mai.

Autopsie. — Les bases pulmonaires sont le siège d'une congestion gangréneuse diffuse. — La surface externe a une coloration noirâtre : la consistance est un peu ferme, mais le parenchyme reste crépitant. A la coupe, sanie noire abondante, nulle part d'hépatisation très nette. A la base gauche, quelques petits foyers d'apparence broncho-pneumonique perdus dans la congestion noire.

Le parenchyme est friable. Le lavage fait apparaître un feutrage délicat et flottant. L'odeur gangréneuse est peu accentuée. L'hémorragie est abondante.

Rien d'anormal dans les autres organes.

Bien qu'il n'existe aucun foyer ulcéreux, on se trouve en

présence d'une gangrène lobaire diffuse et dont l'odeur et l'évolution locale ont été entravées par la persistance de la congestion et de l'hémorragie.

Dans les cas où la gangrène est superficielle, l'hémorragie peut se faire non pas dans l'intérieur des bronches, mais dans la cavité pleurale : le fait a été observé par Cruveilhier, qui a trouvé une plèvre remplie de sang présentant les caractères d'un épanchement récent; sa quantité, dit-il, pouvait être évaluée à 2 livres.

L'observation suivante, d'Aran, cite un fait analogue, où une hémorragie mortelle dans la plèvre succéda à la chute d'une escarre, sans que cette hémorragie se soit fait jour par les bronches pendant la vie. Peut-être, *au dire de ses voisins,* le malade eut-il quelques crachats sanglants deux jours avant la mort. Quant aux hémoptysies que le malade aurait eues avant son entrée, peut-être doivent-elles être mises sur le compte d'une tuberculose au début; l'autopsie est incomplète sur ce point.

Observation IV (Aran).

Hémorragie de la plèvre par chute d'escarre.

(*Journal des Médecins praticiens*, 1856, t. XXVII).

Jeune homme d'assez bonne constitution et d'assez bonne santé antérieure. — Il y a 6 mois, commença à tousser.

Le 14 avril 1856, survinrent des sueurs nocturnes et des hémoptysies ; entra à l'hôpital et présenta les caractères suivants :

Pâleur anémique, expectoration de crachats nummulaires, sans odeur fétide, nageant dans un liquide aqueux; matité étendue à gauche, confondue avec celle du cœur ; absence du murmure respiratoire ; souffle caverneux après la toux vers le même côté que l'aisselle ; gargouillement en ce point et diminution sensible du timbre de la voix. — Aran crut à une affection tuberculeuse et ordonna du sirop de fer et h. f. m. Pas de changement appréciable.

Le 27 mai, point de côté à gauche avec signes manifestes d'un épanchement pleurétique énorme (dyspnée, fièvre, etc.). Il succombe les premiers jours de juin.

A l'autopsie, aucune trace de tuberculose. *La plèvre gauche contenait deux à trois litres de sang extrêmement fétide,* et l'on apercevait aussi de larges plaques brunes à la surface du poumon. On trouva alors dans le lobe inférieur de cet organe une gangrène occupant un espace égal au volume d'un œuf de dinde, constituée par un détritus pultacé, jaunâtre, horriblement fétide, communiquant d'une part avec la plèvre par un trajet anfractueux, et, de l'autre, avec une grosse branche dilatée, brune et enflammée.

On apprit des voisins que deux jours avant sa mort le malade avait présenté de la fétidité de l'haleine et quelques crachats hémoptoïques.

Nous remarquerons, en passant, que cette observation vient à l'appui de celles qu'a rassemblées Corbin, dans son *mémoire sur quelques cas de gangrène pulmonaire sous-pleurale* et dans lesquelles la fétidité de l'haleine et des crachats fit défaut ou à peu près, jusqu'au dernier moment. — Mais les hémorragies intra-pleurales succédant à la chute d'une escarre sont exceptionnelles ; on les rencontre dans la gangrène à marche extrêmement rapide. Ordinairement, au niveau des foyers sphacéliques sous-jacents, la plèvre viscérale s'enflamme, des adhérences s'établissent, comme on le verra dans la plupart des autopsies que nous citons ; la plèvre est ainsi défendue contre l'envahissement par la gangrène, aussi trouve-t-on peu d'exemples de foyers pulmonaires communiquant directement avec la plèvre. En revanche, nous verrons bon nombre de fois la réaction inflammatoire de la séreuse se traduire, ici comme dans tous les cas d'inflammation subaigüe ou chronique, par un épanchement parfois assez abondant, mais en général d'aspect citrin, tantôt sans aucune odeur, tantôt fétide, parfois purulent, parfois hémorragique ; mais alors, le sang provient uniquement de la séreuse, et nullement d'un foyer pulmonaire qui se serait ouvert dans la plèvre.

Nous trouverons des faits de cet ordre dans plusieurs observations. L'observation XX (Andral) est d'autant plus démonstrative à cet égard, que l'épanchement séro-sanguinolent siégeait du côté opposé au foyer gangréneux, et tirait son origine d'une simple congestion du poumon respecté par le sphacèle.

HÉMOPTYSIE.

Nous arrivons maintenant aux cas de beaucoup les plus fréquents, ceux dans lesquels l'hémorragie pulmonaire se traduit par le passage du sang à travers les canaux bronchiques et son rejet à l'extérieur, c'est-à-dire par l'*hémoptysie*.

ASPECT DU SANG.

L'aspect du sang varie beaucoup suivant qu'il est rejeté immédiatement ou qu'il a séjourné plus ou moins dans le foyer gangréneux. Dans le premier cas, il est rouge, spumeux ; dans le second, il prend une teinte plus ou moins brunâtre, et il nous semble évident, nous le répétons, que dans nombre d'observations où l'hémoptysie n'est pas formellement signalée, cette teinte chocolat que prennent à certains moments les crachats soit précisément due à du sang altéré par suite de son séjour au milieu des produits sphacéliques.

Nous avons pour nous l'opinion émise déjà par Briquet, dans l'observation que nous reproduisons ci-dessous ; elle est d'autant plus fondée que son malade eut à un moment donné des crachats manifestement teintés de sang rouge.

Observation V (Briquet).

Dilatation des bronches. — Gangrène de leurs parois. — Ancienne excavation gangréneuse guérie (?). — Expectoration sanguinolente au début et à la fin de la maladie. — Hémorragie dans une caverne.

Homme de 64 ans, toussant habituellement, amaigri, respiration un peu courte depuis 3 ou 4 ans. — En avril 1836, exaspération de la bronchite habituelle. — Douleur à la partie inférieure du côté gauche ; crachats devenus brusquement roussâtres, très fétides et abondants. Fièvre, guérison au bout de 53 jours. — Santé bonne jusqu'en 1836, peu de toux, pas de fièvre, expectoration non fétide. — A cette époque, nouvelle exaspération ; le malade entre à Cochin avec une expectoration roussâtre, abondante et très fétide, ainsi que l'haleine. — Fièvre assez vive, guérison en 40 jours. Il reste un peu de toux avec dyspnée légère et crachats grisâtres inodores. — *Pas de fièvre.*

En août 1839, le malade entre à Cochin, pour s'être aperçu que quelques crachats devenaient fétides. — Quelques jours après, ils l'étaient tous et plus abondants que de coutume.

Le 18 août, notamment, la toux est plus fréquente ; l'expectoration brusquement très abondante de matières brunâtres, *contenant évidemment du sang altéré,* très fétides et tellement âcres qu'elles brûlent la langue du malade ; ce symptôme ne dure que 24 heures.

Dès le lendemain, il n'y a plus de sang dans les crachats ; l'auscultation révèle, au niveau du tiers inférieur du poumon gauche, des signes caractérisés (matité, respiration bronchique très forte, râles muqueux).

Le 23 août, le malade est repris *d'expectoration sanguinolente* et de diarrhée.

Il mourut le 25.

L'autopsie révèle de la sclérose et une caverne de la taille du poing dans la partie inférieure et postérieure du poumon.

Cette caverne est tapissée par une fausse membrane grisâtre, présentant de nombreuses ecchymoses, et *remplie d'une matière pultacée, mal liée, rouge lie de vin,* s'écrasant facilement sous le doigt, et se divisant sous un filet d'eau en grumeaux rougeâtres, qui paraissent plutôt formés de *sang altéré* que de détritus d'organes. — Son odeur est celle de la gangrène.

Le poumon droit, également adhérent, principalement au sommet, présente, comme d'ailleurs le gauche, une dilatation générale des bronches ; en outre, de nombreuses dilatations bronchiques ampulleuses, remplies de détritus d'aspect gangréneux que la pression fait refluer par les bronches.

L'odeur du sang rejeté est le plus souvent fétide, analogue à celle de l'expectoration, alors même qu'il n'est pas mélangé de produits putrides.

Dans quelques cas, surtout lorsque le crachement du sang est le premier symptôme de la maladie, ce sang n'a pas d'odeur spéciale.

Presque toujours c'est du sang liquide qui est rejeté à l'extérieur; mais les malades expectorent parfois des caillots plus ou moins volumineux (Observation XII). Ces caillots sont généralement noirâtres, friables, altérés, mélangés à des détritus de parenchyme pulmonaire. Nous n'avons pas trouvé de fait qui prouve nettement que le caillot rejeté ait été assez volumineux pour obstruer une grosse bronche ou l'ouverture du larynx, et déterminer ainsi des accidents graves de suffocation. Mais cette éventualité ne semble pas irréalisable.

NOMBRE DES HÉMOPTYSIES.

L'hémoptysie peut être unique, quelle que soit d'ailleurs son importance et l'époque de la maladie à laquelle elle survient; mais le fait est assez rare. On ne le trouve que deux fois sur l'ensemble des observations que nous avons réunies (Observations XIV et XV). — Ordinairement les hémoptysies se répètent un nombre plus ou moins considérable de fois. Tantôt elles sont à peu près égales en quantité, en qualité et même en durée, tantôt elles sont très dissemblables sous tous les rapports: en somme, rien de précis à cet égard. Il en est de même de leur abondance, qui offre, ainsi que nous allons le voir, tous les degrés possibles.

ABONDANCE DES HÉMOPTYSIES.

La quantité de sang rejeté est extrêmement variable : tantôt réduite à quelques stries sanglantes dans les crachats, elle est, d'autres fois, mais beaucoup plus rarement, assez abondante pour emporter le malade, ou bien pour hâter la terminaison fatale par l'affaiblissement qu'elle laisse à sa suite. Entre ces deux extrêmes, tous les intermédiaires s'observent. Malheureusement, beaucoup des observations que nous avons réunies sont trop vagues sur ce point ; trop souvent nous verrons l'hémoptysie signalée en passant, sans détails précis sur sa quantité, et c'est là une lacune regrettable.

ÉPOQUE A LAQUELLE SE MONTRE L'HÉMOPTYSIE.

L'hémoptysie peut précéder tous les autres signes de la gangrène du poumon.

Elle peut survenir fort longtemps avant la fétidité de l'haleine et des crachats.

Les auteurs qui ont traité de la gangrène pulmonaire, frappés de ces hémoptysies qui précèdent l'apparition des signes ordinaires du sphacèle, avaient considéré l'hémoptysie comme la *cause* de la gangrène. Nous avons résolu cette question à propos de l'anatomie pathologique, nous n'y reviendrons pas.

Les observations qui suivent nous montrent des faits de cette catégorie. — Celle que nous empruntons à M. Soupault est celle d'un individu chez lequel un kyste hydatique du poumon vint à suppurer, et dont les parois se sphacélèrent; une hémoptysie abondante précéda d'environ huit jours le rejet de matières fétides et de membranes d'hydatides.

Observation VI (Soupault).

Vaste caverne pulmonaire à parois gangréneuses, ayant donné les signes physiques du pyo-pneumothorax, et causée par un kyste hydatique suppuré éliminé dans les bronches.

(*Bulletin de la Société anatomique*, 1889).

Homme de 44 ans, entré le 13 mars 1889 à l'hôpital Tenon, salle Pidoux, dans le service de M. Oulmont.

Mouleur depuis l'âge de 12 ans. — Bien portant jusqu'en 1870 ; — au retour de la campagne, constamment malade ; — toux quinteuse, *hémoptysies* survenant à intervalles variables, plus ou moins abondantes, mais augmentant d'importance de jour en jour. — Au 1er janvier 1889, *grande hémoptysie évaluée environ à la moitié d'une cuvette;* outre ces hémoptysies, *expectoration abondante jaune sale et quelquefois noirâtre, non fétide.* — Le 6 mars dernier (7 jours avant son entrée), il eut une vomique abondante ; — en travaillant à l'atelier, il est pris d'une vive oppression et il rend au milieu de toux quinteuse et d'efforts de vomissements une cuvette environ de matières jaunâtres puriformes *horriblement fétides* avec fausses membranes blanches très abondantes ; — à la suite de cette vomique, éruption que le malade définit mal et qui n'a duré que deux jours.

A l'entrée, dyspnée légère, respiration rapide, haleine fétide ; les crachats sont également fétides, jaunes verdâtres, analogues à des crachats d'emphysémateux.

L'examen physique révèle les signes d'un pyo-pneumothorax droit, ayant son origine dans une pleurésie purulente terminée par vomique ; — cependant, la ponction aspiratrice pratiquée en différents points de la base droite, ne donne aucun liquide.

Température 39°.

Les mêmes signes physiques persistent les jours suivants. Mais la dyspnée s'accroît de jour en jour ; les crachats sont de plus en plus fétides et abondants, la diarrhée, qui existait déjà, augmente, le malade s'affaiblit de jour en jour, la température oscille entre 38° et 39°5.

La dyspnée augmente toujours, et le malade meurt dans la nuit du 26 au 27 mars, s'éteignant comme un tuberculeux.

A l'autopsie, on trouva le poumon et la plèvre gauche sains, pas la moindre adhérence pleurale.

Le poumon droit, par contre, était absolument soudé au thorax par la plèvre épaissie. — Pas de liquide pleural. — A la coupe, le tissu pulmonaire est couleur mine de plomb. Le couteau, à la partie inférieure du poumon, tomba dans une cavité énorme, présentant environ le volume d'une tête de fœtus, et rempli d'un liquide grisâtre, mine de plomb, horriblement fétide, où nagent des parcelles sphacélées de tissu pulmonaire et des membranes blanc d'œuf cuit.

La cavité étant nettoyée par un filet d'eau, on se trouve en présence d'une cavité à parois anfractueuses, inégales, formée en certains points par du tissu pulmonaire sphacélé, d'où se détachent çà et là des lambeaux assez considérables. — En d'autres points, on trouve une membrane adventice, dure, blanchâtre, à laquelle adhèrent, à sa partie extrême, des lambeaux de poumon sphacélés. — Aucune perforation. Pas de pus.

L'observation qui suit à trait a un cas de gangrène

pulmonaire dont l'hémoptysie fut le premier et le plus important symptôme; on crut, d'abord, en l'absence de signes stéthoscopiques appréciables, à une apoplexie pulmonaire, la fétidité des crachats, n'étant survenue que deux jours avant la mort.

Observation VII (Netter).

Gangrène pulmonaire déterminée par une perforation de l'œsophage consécutive au ramollissement et à l'élimination d'un ganglion bronchique.

(*Société anatomique*, 1889).

Homme de 84 ans, entré le 15 septembre dans le service du professeur Jaccoud, à la Pitié. — Se plaint *d'un peu d'oppression et de crachements de sang.* — Ceux-ci, peu abondants, sont constitués *par du sang assez foncé et visqueux.*

Le malade accuse une légère douleur du côté gauche. L'exploration du cœur, des poumons, ne dénote aucune anomalie appréciable.

Le diagnostic auquel il paraît qu'on doit s'arrêter est celui d'apoplexie pulmonaire liée à une affection du muscle cardiaque. Les jours suivants, *les crachats conservent toujours le caractère hémoptoïque.*

Le 26 septembre, *crachement de sang plus abondant.*

Pour la première fois, l'expectoration a une odeur fétide. Les jours suivants, crachats noirs, d'odeur gangréneuse. — Diminution progressive du pouls. — Mort le 30.

Nous constatons du côté gauche, sur le tiers inférieur, un épanchement très fétide, diffluent. Exsudat mince, jaunâtre, sur les deux feuillets de la plèvre à ce niveau. Dans le lobe inférieur gauche, près du bord postérieur, cavité du volume du poing, communiquant avec le foyer pleural. Les bords de cette cavité sont irréguliers. Tout autour, le parenchyme pulmonaire est condensé sur une épaisseur de 3 à 4 centimètres. Il présente une surface de coupe noire, parsemée de taches jaunes plus molles, purulentes.

Dans la cavité, on trouve une masse solide, du volume d'une mandarine, formée *par un caillot.*

En ouvrant l'œsophage, on trouve à sa partie moyenne un orifice presque linéaire, ayant 1 centimètre de haut, s'ouvrant sur la face antérieure à bords noirâtres. — Cet orifice conduit dans une cavité, grosse comme un œuf de pigeon, assez régulière, dans laquelle flotte un petit séquestre gros comme une amande. Cette cavité répond à la situation d'un ganglion bronchique. Le séquestre libre est un reste de ce ganglion, comme le prouve sa consistance feutrée et la présence de particules pierreuses. — A la partie inférieure de la cavité, on sent un corps dur, calcul noirâtre. Tous les ganglions bronchiques sont noirs, infiltrés de particules charbonneuses, traversées de noyaux fibreux ou calcaires. — Au sommet de ces deux poumons, inclination anthracosique.

Dilatation générale, mais modérée, des ganglions bronchiques.

Autres organes sains.

A cette dernière observation s'applique entièrement ce que disent Hardy et Béhier à propos du diagnostic de la gangrène pulmonaire : « Le diagnostic est parfois assez difficile entre la gangrène et l'apoplexie pulmonaire ; dans les deux cas, il y a de la toux, de la dyspnée, de l'hémoptysie. Il y a souvent assez d'obscurité dans les signes physiques, qui sont mal dessinés ; on devra, dans ces circonstances, reconnaître l'hémorragie (1) pulmonaire à

(1) C'est-à-dire l'apoplexie.

l'abondance de l'hémoptysie, à l'absence de phénomènes adynamiques, et à l'existence d'une maladie organique du cœur, cause fréquente de l'apoplexie pulmonaire. »

Voici maintenant deux observations empruntées à Demandre où l'hémoptysie précéda encore l'apparition des autres signes de gangrène. — En outre, dans la première de ces observations elle se reproduisit plusieurs fois et en quantité variable, au cours de la maladie.

Observation VIII (Demandre).

Hémoptysies au début et au cours du sphacèle pulmonaire. — Amélioration. — Fétidité des crachats trois semaines environ après les hémoptysies initiales.

Femme de 28 ans, entrée à Cochin le 30 avril 1875. — Il y a 5 ans, eut une bronchite qui a duré plusieurs mois, et s'est accompagnée d'hémoptysies.

Pas d'amaigrissement ultérieur. Il y a 10 jours, point de côté à gauche, fièvre et toux fréquente ; *petites hémoptysies les jours suivants.*

Actuellement les crachats sont muco-purulents, grisâtres, assez abondants. La respiration est faible aux deux sommets. — Matité au sommet gauche avec craquements ; à la base, quelques battements plémétiques. — Vésicatoire.

Le 2 mai, le point de côté revient ; frisson, fièvre, céphalalgie, dyspnée, toux, crachats légèrement vitreux. On trouve à la base gauche : matité, souffle, égophonie.

Le 4, mêmes signes, et, de plus, râles crépitants. La dyspnée est moindre, les crachats sont muco-purulents.

Le 6, râles crépitants s'étendant jusqu'à la partie moyenne ; ils disparaissent les jours suivants.

Le 16, mouvement fébrile (39°2), faiblesse, insommie. L'expectoration *devient fétide et contient des crachats sanglants*. Angoisse extrême à chaque quinte de toux.

Les jours suivants, amélioration et chute de la température.

Le 24, reviennent de violentes quintes de toux suivies d'une expectoration sanieuse, abondante, très fétide ; — ces accès cessent et l'état général devient meilleur.

Le 7 juin, à la fin de la visite, la malade est prise tout à coup de dyspnée intense, et, pendant plus d'une heure, elle expectore, dans une série de quintes de toux, une quantité considérable de crachats sanieux, *de couleur chocolat*, d'odeur insupportable, *mélangés de sang pur* (Potion à l'eucalyptus).

Le 11 juin, les crachats sont franchement muco-purulents, sans odeur. Toux moins violente, état général meilleur.

On entend, à gauche, à la partie moyenne de la fosse sus-épineuse, un souffle caverneux limité.

Le 20 juin, l'état général est excellent, l'appétit renaît. — Le mieux s'accentue tous les jours.

Le 29, les signes cavitaires ont disparu, il n'existe plus qu'un léger souffle limité vers le tiers moyen du poumon, près des vertèbres, et quelques frottements pleurétiques.

La malade sort quelques jours plus tard.

Il s'agissait évidemment d'un foyer très limité comme l'indiquent du reste les signes stéthoscopiques, et ramolli assez rapidement. La communication de la caverne avec l'arbre aérien devait être minime, puisque après une première vomique sanguinolente il y eut une huitaine de jours d'accalmie pendant lesquels l'expectoration diminue beaucoup ; puis, l'excavation se remplit de nouveaux produits putrides, sécrétés par la paroi, et elle se vide, d'où résulte une nouvelle amélioration ; la caverne se remplit encore; c'est à ce moment qu'il a dû se produire une hémorragie peu abondante, par suite de l'ulcération de vaisseaux de faible calibre ; et le sang, altéré au contact des produits de la caverne, est rejeté dans la vomique signalée le 7 juin sous forme de sanie noirâtre, mélangée de sang pur.

Nous nous réservons toutefois de considérer la guérison comme définitive, en l'absence de renseignements sur l'état de la malade après sa sortie ; et nous ferons la même remarque à propos de la malade qui fait l'objet de l'observation suivante, dans laquelle une hémoptysie abondante fut le premier symptôme d'une gangrène qui guérit.

Observation IX (Demandre) (Th. de Paris, 1877).

Légères hémoptysies survenues un mois, hémoptysie plus abondante survenue deux jours avant la fétidité de l'expectoration.

Il s'agit d'une jeune femme qui avait eu un mal de Pott cervical, trois pleurésies et une pneumonie. — 15 mois avant le début de sa maladie, elle avait eu une petite toux sèche et des hémoptysies répétées ; elle toussait depuis lors. Dans les premiers jours de janvier, *une légère hémoptysie.*

Une nouvelle hémoptysie, abondante, survenue deux jours avant son entrée, l'obligea à venir à l'hôpital le 26 janvier.

Son état général était assez bon, peu de fièvre, mais toux quinteuse et continuelle. Expectoration abondante, formée de détritus *lie de vin,* fétides, au milieu desquels nage, dans un liquide spumeux, une masse visqueuse *teintée de sang.*

Sonorité normale aux deux sommets ; le murmure vésiculaire y est affaibli, pas de râles ni de craquements. A gauche et en arrière, dans les deux tiers inférieurs du poumon, souffle cavitaire très intense ; gargouillement et pectoriloquie au niveau de l'angle inférieur de l'omoplate ; autour du foyer, râles sous-crépitants et souffle bronchique.

Traitement. — Alcoolat d'eucalyptus et toniques. Les jours suivants, amélioration rapide. Le 3 février, crachats un peu moins visqueux, non sanglants. Le 6, le foyer se circonscrit : l'hépatisation diminue autour de lui.

L'amélioration fait des progrès, malgré une petite poussée congestive survenue autour de la caverne, et le 24 mars, on ne perçoit plus de souffle caverneux ni de râles qu'en un point très circonscrit. — Quelques jours après, le malade quitte l'hôpital.

L'observation X nous montre un exemple d'hémoptysie abondante coïncidant avec les phénomènes généraux du début, mais précédant la fétidité de l'haleine et de l'expectoration. — La malade eut, en outre, des hémoptysies très fréquentes au cours de l'affection, une entre autres, très abondante, six semaines après son entrée à l'hôpital. — Elle semblait être tuberculeuse, mais à une période peu avancée (matité, craquements aux deux sommets). Néanmoins, ses hémoptysies doivent être mises sur le compte de la gangrène, car, à cette période peu avancée de la tuberculose, elles ne sont ni aussi répétées, ni aussi tenaces qu'elles le furent dans le cas présent ; en outre, le sang était chaque fois mélangé à des produits putrides.

Observation X (Liandier).

Hémoptysies au début, précédant la fétidité des crachats, répétées au cours de la maladie. — Amélioration.

Femme, 33 ans, entrée le 24 mai 1881, salle Sainte-Anne. Pas d'antécédents héréditaires. Une seule attaque de rhumatismes articulaires à 18 ans ; la malade est épileptique ; attaques diurnes et surtout nocturnes.

Un an avant son entrée à l'hôpital, la malade fut prise de violentes douleurs dans le sein droit, fièvre et expectoration abondante ; se mit immédiatement à tousser et à rendre une *grande quantité de sang*. Dut garder le lit 6 semaines par suite de faiblesse.

Elle continua à cracher le sang ; de plus, l'expectoration était très fétide. — Règles très diminuées, amaigrissement considérable, perte de l'appétit.

État actuel. — Jeune femme assez grasse et de bonne apparence, bien qu'elle dise avoir maigri. — Sur les cuisses et les bras existent toujours des taches cuivrées disposées en cercle.

La toux est très fréquente, surtout la nuit ; elle survient par quintes convulsives durant de quelques minutes à un quart d'heure, et déterminant une expectoration visqueuse, d'un jaune verdâtre ou parfois de couleur chocolat et d'une odeur gangréneuse horriblement fétide.

Le microscope révèle la présence de cellules épithéliales, de quelques *globules rouges altérés* et de gouttelettes de graisse. — L'haleine n'est fétide que quand la malade tousse fort. — Pas de fièvre, peu d'appétit, bonnes digestions ; à l'auscultation, quelques craquements en arrière des deux sommets. Pas de matité, rien au cœur.

Traitement. — Salicylate de soude, 2 grammes; teinture de quinquina, 30 grammes.

4 juin. — *Un peu de sang dans les crachats.*

7 juin. — Même état; badigeonnages iodés sur la partie postérieure du thorax.

10 *juin.* — Crachats un peu moins fétides, *contenant un peu de sang.*

15 *juin.* — La malade a de nouvelles taches cuivrées et circinées sur tout le corps ; l'expectoration, *fétide, contient souvent du sang ;* elle a toujours lieu après des quintes de toux convulsive, suivies d'un certain soulagement.

KI et sirop de Gibert.

28 *juin.* — La malade a eu cette nuit une forte attaque d'épilepsie et plusieurs petites ce matin. Elle présente sur la poitrine de nombreuses ecchymoses punctiformes. — *L'expectoration renferme beaucoup de sang,* mélangé de flocons de mucus verdâtre ; rien à l'auscultation que les signes indiqués plus haut. Iodure de potassium, 8 grammes.

7 juillet. — *Hémoptysie assez abondante* qui a duré jusqu'à ce matin. Les crachats sont moins abondants *et ne sont plus fétides.*

12 *juillet.* — *Les crachats ont une teinte chocolat* et sont redevenus fétides. — La malade tousse beaucoup la nuit et a encore maigri. — Il n'y a toujours pas de matité au sommet des poumons; on y entend toujours quelques craquements secs. — Au sommet droit et en avant, expiration un peu prolongée. — On prescrit des inhalations d'eau phéniquée.

La malade, renvoyée à la fin de juillet pour insubordination, fut revue en octobre suivant ; l'état local ne s'était pas sensiblement modifié, mais l'état général avait empiré. L'amaigrissement surtout était très notable.

L'observation XI a trait à une hémoptysie qui survint après des symptômes généraux graves, mais qui précéda encore la fétidité de l'haleine et des crachats ; — cette fétidité n'apparut que deux jours avant la mort.

Observation XI (Genest) (Service de Gibert).

Hémoptysie précédant la fétidité de l'haleine et des crachats.

Femme de 27 ans, forte constitution, ordinairement bien portante et bien réglée. — Toussait depuis peu de temps, lorsque, à la suite d'un refroidissement, elle ressentit subitement une violente douleur au-dessous du sein gauche. — Entre 2 jours après à l'Hôtel-Dieu, salle Sainte-Madeleine, le 4 mars 1830.

5. — Facies exprimant une vive souffrance ; agitation ; dyspnée excessive : céphalalgie susorbitaire ; pouls plein : fort ; 80 pulsations. Douleur très vive au-dessous du sein gauche, augmentant peu la toux et la percussion. Sonorité égale des deux côtés, un peu de matité à gauche où l'on entend des râles muqueux à grosses bulles.

Toux fréquente et sèche. — Crachats rares, filants, spumeux. — (Saignée de 3 palettes ; 15 sangsues à gauche.)

6. — Amélioration légère. — Dyspnée. Crachats offrant les mêmes caractères.

7. — Malade à peine reconnaissable : figure décomposée et pâle ; la dyspnée est plus forte qu'avant son entrée, et la toux plus fréquente. La malade dit avoir été prise, la nuit, sans cause appréciable, d'un sentiment de froid général, *à la suite duquel elle rendit de nombreux crachats de sang presque pur, rutilant, vermeil, qui persistent en grande abondance.* — La douleur du côté gauche, qui était presque dis-

parue, est revenue plus vive. La percussion donne une égale sonorité des deux côtés ; — elle est cependant un peu moindre à gauche et en bas, où l'on entend beaucoup de râles muqueux, du souffle bronchique et quelques traces de *râle crépitant* éloigné. — Les crachats et l'air expiré n'ont aucune odeur spécifique. Pouls fort, plein et de médiocre fréquence. Saignée, 2 palettes, et une conditionnelle pour le soir. Sinapisme.

Le 8. — Même état. — La malade est très agitée et se plaint continuellement. — *L'expectoration, qui ne fournit que du sang presque pur et très abondant, a été évaluée à 2 palettes et demie;* le pouls est le même. — Saignée de 2 palettes.

9. — Face décolorée, dyspnée intense. — *L'hémoptysie continue. En 3 heures, la malade en a rendu une palette de sang qui est moins vermeil et moins pur que les premiers jours, et offre une odeur fade, douceâtre, approchant un peu de l'odeur des macérations, mais sans fétidité caractéristique; — cette teinte arrive presque à celle du chocolat.* — La malade dit que sa respiration l'empoisonne, bien que, pour ceux qui l'entourent, l'air expiré par elle n'offre pas une fétidité notable. Le poumon gauche est rempli de râles très bruyants, et mat en arrière et en bas. Le sang de la dernière saignée n'offre pas de couenne; le caillot est peu consistant, et semble dissous au milieu de la sérosité; — le pouls perd de sa force et est un peu plus fréquent. — 3 ventouses scarifiées à gauche.

Le 10. — La malade est moins agitée; teinte terreuse, livide. — *Le crachement de sang est toujours abondant,* et la couleur chocolat, ainsi que la fédilité manifeste de l'expectoration, ne laissent plus de doute.

Le 11. — Lèvres pâles, extrémités froides. — *L'hémoptysie continue.* Faiblesse extrême. — L'air expiré a une odeur fétide, insupportable pour les voisins et les assistants. La fétidité des crachats est moins grande que celle de l'air expiré. — La malade succombe le 12, à une heure du matin.

Autopsie faite 30 heures après la mort.

Décoloration générale. Sanie noire et fétide, sortant en abondance par la bouche et les fosses nasales dans les mouvements imprimés au cadavre.

Thorax. — Quelques adhérences anciennes des deux côtés; quelques-unes à gauche paraissent récentes. — En cherchant à tirer le poumon en dehors de la poitrine, il se déchire et un flot de liquide d'une odeur insupportable sort d'une cavité qui occupe le lobe postérieur, creusée dans son intérieur et remplie de tissu pulmonaire sous forme de putrilage et d'un liquide couleur lie de vin, et ayant l'odeur spécifique de la gangrène. Cette cavité, du volumedu poing, est régulière à sa surface interne et recouverte dans toute son étendue d'une espèce de membrane blanchâtre d'une demi-ligne d'épaisseur : à un examen attentif, elle paraît formée de tissu pulmonaire très compact et complètement décoloré.

Dans une partie de son étendue, cette membrane est en contact immédiat avec la plèvre, qui se déchire très facilement; partout ailleurs elle est contiguë, et sans doute continue avec une couche de tissu pulmonaire induré, très compact, sans trace de ramollissement ni de suppuration, ne ressemblant pour la densité ni au tissu du foie ni à celui de la rate, mais bien au tissu du rein, sauf qu'il est légèrement verdâtre. En dehors de cette couche, le tissu du poumon présente à peu près l'aspect normal, avec un peu d'engouement à sa partie inférieure, sans ramollissement.

Lobe supérieur sain. — Poumon droit engoué en arrière et en bas, mais très résistant et presque complètement décoloré.

La muqueuse de la trachée et des grosses bronches présente une rougeur qui va en augmentant d'intensité, et tout à fait noire dans les petites bronches du côté gauche.

Autres organes sains, mais pâles et décolorés.

Observation XII.

Ramdohr (*Deutsche med. Vochenschrift*, 1878).

Homme de 42 ans, sans antécédents de famille, atteint à la suite d'un refroidissement d'une toux violente la nuit, expectoration musqueuse d'abord, purulente plus tard, présentant parfois de *minces tries sanguines;* pas d'hémoptysies abondantes, grand amaigrissement.

A l'entrée (3 *juillet* 1876), matité aux deux sommets, signes cavitaires à droite (bruit de pot fêlé) et à gauche souffle presque amphorique et râles crépitants.

Crachats peu abondants, muco-purulents, *inodores.*

Fièvre oscillant entre 38 et 40°. — Cet état se maintient jusqu'au 20 juillet.

20 *juillet.* — *Les crachats contiennent de nombreux caillots de sang.* — *Cette hémoptysie se continue les jours suivants,* les râles prennent le timbre métallique. A la fin de juillet, plus de sang dans les crachats qui sont plus homogènes, jus de pruneau sans odeur. Ulcération sur les cordes vocales.

Dans la nuit du 30 au 31, délire violent : le malade se jette, un couteau à la main, sur un de ses voisins. — Température à 30°8. Le matin, crachats rouge brun, d'une odeur désagréable, peu abondants, formés d'une masse liquide homogène contenant quelques flocons et de petits débris de tissu pulmonaire.

Au microscope on y trouve une grande quantité de fibres élastiques, du pigment noir et de nombreuses bactéries. — Le bruit de percussion devient tympanique dans la fosse sous-clavière droite, les crachats gardèrent les caractères indiqués, et, le 2 août, le malade mourait avec des phénomènes d'œdème pulmonaire.

Autopsie. — Plèvre gauche épaissie, opaque et blanche au niveau du sommet, où elle présente, ainsi qu'à la languette du bord inférieur, quelques adhérences fusiformes. *Elle contient* 100 *centimètres cubes de sérosité trouble, jaune rougeâtre.* Nombreux noyaux tubulaires dans les deux lobes. — Légères plaques d'athérome dans les ramifications de l'artère pulmonaire.

Plèvre droite : partout blanche, opaque et épaissie, avec des adhérences très courtes et très solides. Au niveau de la moitié du lobe supérieur, et au niveau d'un segment circonscrit de sa base, elle a une couleur gris verdâtre. Un foyer gangréneux en chacun de ces points. — Le supérieur est une caverne grosse comme une tête d'enfant. — Le tissu pulmonaire qui l'entoure, très dur, gris verdâtre, n'a plus que quelques millimètres d'épaisseur.

A l'intérieur, végétations irrégulières brun-noirâtre. Dans cette caverne, masses putsilagineuses très fétides.

Le second foyer, de la taille d'un œuf de poule, présente la même structure que le précédent.

Les observations qui suivent citent des hémoptysies dont l'apparition coïncide avec la fétidité des matières expectorées. Le malade qui fait l'objet de l'observation XIII eut, en outre, une hémoptysie au cours de la maladie. — Il mourut d'un pyothorax.

Observation XIII (Résumée).

Gangrène pleuro-pulmonaire. — Hémoptysie considérable au début. — Mort.

(Bucquoy, *Société Médicale des Hôpitaux*, 1875).

Homme de 43 ans, corroyeur.

Pleurésie droite en octobre 1872, avec épanchement et médiocre étendue. — État satisfaisant : température entre 37 et 38.

Quelques jours après son arrivée à Vincennes, l'état général restant toujours excellent, le malade *remarqua que son haleine et sa respiration devenaient fétides, et le 17, après une quinte de toux, il rendit du sang en assez grande quantité.*

Le 19 *octobre*, il quitte Vincennes, et veut reprendre son travail. — Mais, au bout de quelques heures, il est pris de nouveau de toux *et se met à cracher du sang dont il évalue la quantité à 2 litres.*

Saisi d'effroi, il rentre à l'hôpital. — Son état général s'est peu modifié ; pas de fièvre, appétit conservé. — Les signes de la pleurésie remontent un peu plus haut, mais sans dépasser beaucoup l'angle inférieur de l'omoplate ; de plus, dans la partie inférieure de la fosse sous-épineuse, on perçoit un souffle plus profond, caverneux, mêlé de râles sous-crépitants humides du retentissement de la toux, et de la bronchophonie.

6 *novembre*. — *Une nouvelle hémoptysie se manifeste, mais de peu d'importance*. Le malade est très accablé, la fièvre s'allume, l'appétit se perd. La toux persiste, mais l'expectoration cesse, la fétidité avait complètement disparu, lorsque, le 13, on constate tous les signes d'un pyo-pneumo-

thorax gauche, souffle, voix et toux amphorique, succussion hippocratique.

On pratique séance tenante l'empyème. Issue de pus mal lié d'une horrible fétidité. Lavage à grande eau, qui nettoya la cavité et entraîna des fragments déchiquetés de tissu pulmonaire gangrené.

L'opération fut bien supportée, le résultat paraissait satisfaisant. Des lavages à l'eau alcoolisée furent pratiqués 3 fois en 24 heures. Mais après quelques jours, la diarrhée s'établit, la respiration devint haute et pénible, et le malade mourut 6 jours après l'intervention.

Autopsie. — La plaie est gangrenée ainsi que le périoste et la surface de l'os de la 8e côte. La plèvre épaissie, lavée peu de temps avant la mort, ne contenait que des fausses membranes grisâtres peu abondantes. Le poumon, adhérent partout, présentait dans son lobe inférieur une caverne gangréneuse, contenant un liquide sanieux, puriforme, à odeur fétide. On ne trouve pas de grosse bronche ou de vaisseau ouvert dans la poche. Malgré tout le soin apporté à cet examen, on ne trouve pas la perforation qui a donné lieu à la formation du pyo-pneumo-thorax.

Le poumon gauche est fortement congestionné et œdématié ; en bas et en avant, près de la région précordiale, on trouve deux petites cavernes gangrenées, semblables à celle du poumon droit et contenant le même liquide sanieux, fétide, et les mêmes lambeaux déchiquetés de tissu pulmonaire sphacélé, flottant dans leur intérieur.

Pas d'autre altération du cœur ou des organes abdomiminaux.

Observation XIV.

(Woillez).

Sclérose du poumon. — Dilatation bronchique. — Gangrène pulmonaire. — Guérison, mort par lésion cérébrale. — Hémoptysie coïncidant avec la fétidité des crachats. — Mort.

Charretier, 53 ans, très robuste, ayant eu à l'âge de 4 ans une pneumonie à la suite de laquelle, sans dyspnée habituelle, il était resté sujet à s'enrhumer. A la suite d'un refroidissement, il fut pris dans les premiers jours de juin d'un violent frisson, de fièvre, de dyspnée, de toux, d'expectoration muqueuse et inodore. Le 16 juin, abondante *hémoptysie à la suite de laquelle des crachats* fétides, jaunes ou grisâtres, étaient rendus par crises, presque sans efforts de toux. — Affaiblissement.

Lorsque Woillez vit le malade, la fièvre était tombée, les accidents diminuent peu à peu, et l'état général était assez satisfaisant ; signes cavitaires au sommet gauche, lorsque des accidents cérébraux, céphalalgie, convulsions, etc., enlevèrent le malade.

A l'autopsie, on trouva, outre un abcès du cerveau, le sommet du poumon gauche très adhérent à la plèvre pariétale, sclérosé, et contenant une caverne tapissée par une fausse membrane blanc bleuâtre. Cette cavité recevait plusieurs bronches dilatées, et contenait un mucus inodore.

Poumon droit sain.

OBSERVATION XV.

Analogue à la précédente. Le malade eut, en outre, une hémoptysie légère au cours de la maladie. — Mort.

(LEYDEN ET JAFFÉ *Deutsche Arch. für Klin. Méd.*, 1866).

Dilatation bronchique.

Malade de 56 ans, atteint de cystite 8 ans avant la maladie actuelle ; guéri au bout de 6 semaines. — Au mois de février 1865, fracture de côte. Guérison. — En juillet, toux sèche, douleurs vésicales, au bout de 3 semaines, expectoration *fétide, verdâtre, teintée de sang*. Sueurs nocturnes abondantes. Amélioration par 9 semaines de traitement, mais la toux et l'expectoration fétide continuent. — En novembre, réapparition des douleurs — douleurs aussi sous la clavicule gauche. — Entré à l'hôpital en février 1866. Amaigrissement. — Pâleur, mouvements respiratoires moins étendus à gauche qu'à droite. — Pas de dyspnée, un peu de matité au-dessous de la clavicule gauche et dans la fosse sous-épineuse du même côté. — Au même niveau, respiration faible mêlée de quelques râles. Crachats verdâtres, très fétides, se divisant en trois couches carastéristiques de la gangrène.

Affaiblissement progressif et mort le 20 mai dans un état somnolent.

Autopsie : Poumon gauche très adhérent à son sommet, libre dans le reste de son étendue. — Dilatation générale de l'arbre bronchique jusqu'au plus petites bronches. — Au sommet, deux cavernes gangréneuses, l'une de la taille d'une noix, l'autre plus petite.

Poumon droit à peu près sain, mais muqueuse bronchique, verdâtre, muqueuse trachéale, infectée.

Le professeur Lasègue, dans son très remarquable

mémoire sur les gangrènes curables du poumon, c'est-à-dire sur des cas de sphacèle localisé aux extrémités bronchiques, cite une observation empruntée à Laycock dans laquelle une hémoptysie survint *au cours* de l'affection qui nous occupe ; quelques crachats hémoptoïques s'étaient d'ailleurs montrés au début.

Observation XVI.

Crachats hémoptoïques au début, hémoptysie plus abondante au cours. — Guérison.

(Laycock. *Medical Times and Gazette*, mai 1857).

Homme de 37 ans, tailleur, entré à l'hôpital le 17 février 1857. Lymphatique. — Robuste. — Voix enrouée, respiration particulièrement fétide.

Resté le seul de 8 enfants (le seul qui ait survécu). Autrefois alcoolique.

Tousse depuis 3 mois, tout d'abord sans expectoration ni dyspnée. Il y a 6 semaines, la toux augmenta de violence ; vive douleur de côté, *sang dans les crachats.*

A son entrée : matité au tiers inférieur du côté droit ; inspiration rude et expiration prolongée. — Du côté gauche, râles sibilants ; expiration prolongée avec râles crépitants humides dans la partie supérieure, toux fréquente, expectoration très abondante (plus d'une pinte en 24 heures), visqueuse, purulente, fétide, mais moins que l'haleine. *Quelques stries de sang ;* à l'examen microscopique, on ne constate pas de détritus pulmonaires, mais beaucoup de globules de pus. — Pouls, 68, peau chaude.

17 février, pouls 80, soif excessive ; les signes stéthoscopiques sont les mêmes.

Du 18 au 23, à noter une vive douleur qui se déclare vers le tiers supérieur du côté gauche et qui se dissipe à la suite d'une émission sanguine locale ; la respiration reste rude au sommet gauche ; les crachats augmentent de quantité (2 pintes en 24 heures), l'odeur de gangrène est moins forte.

25, *hémoptysie*, qui se dissipe d'elle-même dans le courant de la journée ; le râle crépitant reparaît du côté gauche : soif vive.

Perchlorure de fer en mixture.

2 *mars*. — Crépitation fine pendant les mouvements inspiratoires ; dans toutes les parties postérieures de la poitrine, résonance exagérée de la voix, pas de matité.

Les jours qui suivent, amélioration de l'état général, mais les crachats sont toujours abondants. — On donne 1/10e de grain de strychnine toutes les 8 heures.

Le 2 avril, l'expectoration, qui diminue d'abondance depuis 3 semaines, n'est plus fétide et a des caractères normaux ; — les signes stéthoscopiques *disparaissent*.

Nous n'hésitons pas, malgré l'autorité du professeur Lasègue, à croire qu'il s'est agi là d'une gangrène pulmonaire parenchymateuse, et non pas seulement d'un sphacèle localisé aux extrémités bronchiques. « Les gangrènes de cette sorte, dit Lasègue, se distinguent de la gangrène ordinaire par les caractères de l'expectoration dans laquelle l'élément catarrhal est prédominant : l'expectoration, extrêmement abondante, marque toujours le début des accidents..... Tandis que, dans les gangrènes avec large fonte des tissus, les matières expectorées en masse prennent d'ordinaire un aspect de détritus animaux, ici le mucus constitue la presque totalité des crachats et leur fétidité est à peu près le seul indice. — La fièvre, et c'est là un caractère sur lequel on insiste avec raison, est nulle, ou presque nulle ».

Or, dans l'observation de Laycok, le début est assez brusque, marqué par un violent point de côté et de la fièvre ; cette fièvre est certainement assez violente, comme l'indiquent l'intensité de la soif et la température élevée de la peau. Quant aux caractères de l'expectoration, ils ne sont pas pour nous un signe absolu de certitude, attendu que les débris du parenchyme pulmonaire dans les crachats peuvent être altérés au point d'être méconnaissables ; et nous saisissons cette occasion pour observer, à ce sujet, que les auteurs qui ont voulu conclure de l'examen des crachats à la présence ou à l'absence de gangrène pulmonaire vraie, sont loin d'être d'accord : si la plupart répètent, après Eichhorst, que dans les crachats de gangrène pulmonaire, on ne trouve pas de fibres élastiques, nous trouvons, en revanche, ces éléments parfaitement signalés par d'autres, et, en particulier dans l'observation XII où il s'agissait bien, comme l'a démontré l'autopsie, d'une cavité gangréneuse. En second lieu, dans la bronchite avec gangrène des extrémités bronchiques, les signes stéthoscopiques font ordinairement à peu près défaut : ce sont des signes vulgaires de bronchite. Or, ici, nous trouvons de la *matité au tiers inférieur du poumon droit*, et plus tard (sans doute au niveau d'un second foyer) des râles *crépitants fins ?* Sont-ce bien là des râles bronchiques ?

Enfin, et surtout, le grand caractère de la gangrène spéciale de Lasègue, c'est que l'affection guérit, alors que pour cet auteur, la gangrène pulmonaire classique se termine invariablement par la mort : « *Quando in ipsam jam gangrenam abiit pulmo, incurabilis est* ». Certes, encore à l'heure présente, la gangrène pulmonaire est une maladie terrible qui tue son malade dans 90 pour 100 des cas (2 cas de guérison sur les 23 de la thèse de Langlois, dont aucun ne fut opéré) ; mais en définitive, elle peut guérir, si le foyer ou les foyers, bien limités, s'évacuent par les bronches et se détergent, et si l'état général du malade lui permet de lutter ; l'intervention chirurgicale a déjà augmenté et augmentera encore le nombre des guérisons. En tous cas, il est hors de doute que la guérison, quand elle survient sous l'influence du seul traitement médical, résulte de l'hygiène à laquelle on soumet les malades dont on soutient les forces autant qu'on le peut ; or, le temps n'est pas encore bien éloigné où les malades atteints de gangrène pulmonaire étaient soumis à une diète sévère, saignés, resaignés, et l'affaiblissement qui résultait d'une telle conduite a dû certainement contribuer à hâter l'issue fatale. Nous comprenons très bien, pour notre part, que Lasègue, en présence d'une affection manifestement gangréneuse de l'appareil respiratoire, qui se termine par la guérison, pense qu'il s'agit là d'une gangrène localisée exclusivement aux extrémités bronchiques.

Nous ne contestons pas, bien entendu, la bénignité très fréquente et le pronostic favorable que comportent les bronchites fétides liées à un sphacèle de la muqueuse des bronches et de leurs extrémités en certains endroits.

Nous ne saurions contester que cette bénignité ne soit un signe important pour la distinction de la bronchite fétide et de la gangrène pulmonaire, mais le fait d'une altération de l'appareil respiratoire, se terminant par la guérison ne saurait en aucune manière nous faire écarter le diagnostic de gangrène pulmonaire vraie, quand ce diagnostic repose sur d'autres signes certains ; et, dans le cas de Laycok cité par Lasègue, le *début brusque* de l'affection, la *fièvre*, les *symptômes généraux d'infection*, joints aux signes assez nettement localisés d'induration pulmonaire (matité à la base droite, râles crépitants fins au sommet gauche), nous autorisent à conclure que l'observation avait trait à des foyers gangréneux bien localisés, peu nombreux, peu étendus, et que l'état général du malade lui a permis de triompher de l'infection.

C'est pour des raisons analogues que nous citons comme atteint de gangrène pulmonaire le malade qui fait l'objet de l'observation XVII (Lancereux, thèse de Dumas). Le début brusque, fébrile, en pleine santé (?), l'expectoration de particules grisâtres, la constatation de signes cavitaires au niveau du poumon droit, et peut-être aussi du poumon gauche ; enfin, l'amaigrissement rapide et considérable du malade, nous portent à croire qu'il s'agissait là de gangrène pulmonaire survenue chez un tuberculeux. L'observation est d'ailleurs incomplète, en ce que l'examen microscopique et bactériologique des crachats fait défaut. En outre, le malade a quitté l'hôpital dans un état tel, qu'il y a tout lieu de considérer sa guérison comme très problématique. Ce que cette observation nous offre d'intéressant, ce sont d'abondantes hémoptysies qu'il eut *au cours* de sa gangrène, qui eut une très longue durée.

Observation XVII.

Hémoptysies très considérables au cours d'une gangrène peut-être liée à la tuberculose.

(Lancereaux, Th. de Dumas. Paris, 1897).

Homme de 29 ans, entré le 30 novembre 1893 dans le service de M. Lancereaux. Parents en bonne santé de même que ses frères et sœurs. Bonne santé habituelle. Antécédents pathologiques : fièvre typhoïde à 9 ans.

Depuis neuf ans, le malade est coupeur dans les fourrures et, par suite, constamment exposé à respirer la poussière et les poils qui s'échappent des peaux. Néanmoins, sa santé n'en avait pas été altérée.

Au commencement de cette année, étant à l'exposition de Chicago, il se refroidit et fut pris d'un frisson, d'un point de côté. Il dut prendre le lit. Depuis lors, tousse et crache presque constamment ; ses crachats étaient, au début, d'une grande fétidité ; depuis le mois d'avril ils sont moins fétides ; ils contiendraient parfois, au dire du malade, des particules grisâtres à odeur très fétide. — Depuis le même mois, date l'apparition de points douloureux en arrière et à droite.

Un mois avant son entrée, *il a craché le sang en assez grande abondance (4 cuvettes, dit-il)*. Ce sang était presque vermeil.

Actuellement, une petite quantité de sang se trouve mêlée aux crachats. Le malade, depuis le début de sa maladie, a notablement maigri ; de 75 kilos il est tombé à 64. — L'appétit a disparu. Les extrémités des doigts et des orteils se sont dilatées en forme de spatule, aplaties et élargies ; le malade affirme qu'elles n'ont pris cette forme que depuis le commencement des accidents actuels.

On ne constate rien d'anormal au cœur ni au foie.

L'examen des poumons révèle : *en avant,* une légère diminution de l'élasticité des deux côtés, peut-être un peu plus marquée à gauche.— Auscultation normale. *En arrière,* il y a une matité plus grande à droite, et on constate à la partie moyenne du poumon droit un souffle cavitaire. A gauche, rien d'anormal, peut-être y a-t-il au sommet un souffle cavitaire profond.

Depuis quelque temps, le malade transpire un peu la nuit. — L'expectoration est très abondante (2 crachoirs ce matin) ; — elle n'est pas nettement purulente, mais de couleur grisâtre, formée d'un mucus visqueux et adhérent et d'une partie spumeuse, aérée. — Elle est d'ordinaire *striée de sang;* elle a une odeur fade et repoussante, mais ne se propageant pas au loin, comme il y a 4 mois. (Hyposulf. de soude, 4 gr.).

4 décembre. — L'expectoration, recueillie dans un verre, se divise nettement en trois couches.

12 décembre. — Hier et aujourd'hui, *il y a eu du sang dans les crachats;* ceux-ci sont toujours fétides et assez abondants. A l'auscultation on constate moins nettement les signes cavitaires perçus au niveau de la partie moyenne du poumon gauche.

14 décembre. — Dans la nuit, une vive douleur est survenue au niveau du poignet droit. — Ce matin, la région du poignet est tuméfiée et douloureuse au moindre mouvement et à la plus légère pression. Pas de fièvre. Immobilisation sur une planchette. — Antipyrine : 3 grammes.

16 décembre. — La fluxion articulaire est en voie d'amélioration. — A plusieurs reprises, il y a déjà eu semblables phénomènes avec amélioration rapide. — Cette fluxion est complètement disparue ; l'expectoration est beaucoup moins abondante. A la partie moyenne du poumon droit et en arrière, on entend un souffle cavitaire.

La température oscille autour de 37°. Jamais, depuis que

le malade est dans le service, elle n'est montée plus haut, même lorsqu'il a eu des hémoptysies. — Le malade quitte le service en cet état, pour gagner le Midi, le 19 décembre.

Cette absence de température fébrile ne nous empêche nullement de considérer le malade comme atteint de gangrène pulmonaire ; la fièvre, au cours de cette affection, est un effet extrêmement variable, et dans les cas à très longue durée comme celui qui précède, il n'est pas rare de la voir faire défaut pendant très longtemps.

Dans les observations qui précèdent, nous avons vu les crachements de sang apparaître au commencement et au cours de l'évolution clinique de la gangrène pulmonaire. Les observations qui vont suivre ont toutes trait à des hémoptysies survenues à la fin, et beaucoup d'entre elles ont causé la mort. Celle-ci résulte alors parfois de l'obstruction des canaux aériens par le sang ; ces cas sont les plus rares ; ordinairement, les malades succombent à l'affaiblissement qui résulte de leur perte de sang, et, par suite, d'une façon moins brusque. — En outre, lorsque la maladie a duré longtemps, que le sujet est très abattu, il suffit pour l'achever d'une hémoptypsie parfois très peu abondante.

Observation XVIII.

Une seule hémoptysie terminale, mais ne paraissant pas avoir, par elle-même, causé la mort (?). — Durée de la maladie : 2 mois environ.

(Demandre, *loc. cit.*).

Jeune femme chétive, sujette à s'enrhumer, n'ayant jamais

eu d'hémoptysie. — Atteinte depuis cinq semaines d'un point de côté à gauche, avec fièvre, sueurs nocturnes, expectoration abondante, verdâtre, sans odeur. — Il y a 8 jours, douleur à droite, dyspnée intense, toux opiniâtre.

A l'entrée (5 février 1877), pâleur, abattement extrême sans amaigrissement notable (T. 40, pouls 92). — Toux continuelle, très pénible. Au moindre mouvement, quintes plus fortes, avec haleine très fétide.

Crachats grisâtres, adhérents, très fétides, peu abondants.

Matité dans les deux fosses sus-épineuses, le tiers supérieur de la fosse sous-épineuse droite ; submatité sous la clavicule gauche ; matité sous la clavicule droite. — Percussion douloureuse. — Signes cavitaires (souffle amphorique et nombreux gargouillements et forte bronchophonie) au sommet droit. — Au sommet gauche, souffle tubaire avec craquements humides.

Pas d'appétit. — Langue sale. — Selles fréquentes, très fétides. — L'état s'aggrave : la température atteint un jour 41°.

21 *février*. — Rejet par la toux d'une grande quantité de crachats fétides, mélangés *d'un sang noirâtre*. — Mort.

Autopsie. — Un peu de sérosité dans les plèvres. Adhérences très solides aux deux sommets. Au sommet droit, vaste caverne gangréneuse n'ayant en arrière que 5 millimètres d'épaisseur, traversée par des brides de tissu sphacélés. — Nombreux tubercules crus et ramollis dans le sommet gauche.

Observation XIX.

Dilatation bronchique. — Pneumonie chronique. — Gangrène pulmonaire. — Hémoptysies peu abondantes au début et au cours. — Hémoptysies considérables ayant amené la mort. — Durée de la maladie : 2 mois (?).

(Lancereaux, *Archives générales de Méd.*, mars 1879).

Jeune homme de 21 ans, né de parents bien portants ; — 3 ans avant le début de la maladie actuelle, fièvre intermittente ayant duré 6 mois. — Depuis, bonne santé jusqu'en août 1872. — A ce moment, à la suite de quelques excès, apparurent un point de côté à droite, de la toux ; un malaise général, expectoration jaunâtre, *une fois même sanguinolente ;* sueurs nocturnes. Entré à l'hôpital le 16 septembre.

A ce moment, fétidité de l'haleine et des crachats. Matité et souffle cavitaire peu étendu à la base du poumon droit ; fièvre. Diagnostic : pneumonie scléreuse avec gangrène des extrémités bronchiques dilatées. — Vin de quinquina, térébenthine.

Etat stationnaire pendant quinze jours.

Au commencement d'octobre, aggravation de l'état général ; fièvre, vomissements bilieux, diarrhée, insomnies, sueurs.

Le 9, vomissement d'un liquide citrin mélangé de crachats grisâtres extrêmement fétides ; pouls 104, température 38°7.

Le souffle cavitaire persiste à la base du poumon droit en arrière ; il est même accompagné de gros craquements ; dans le voisinage, souffle tubaire et légère bronchophonie.

Poids normal, rate un peu grosse, cœur sain.

Cet état se maintient, avec, en plus, de la diarrhée, jusqu'au 27 ; à ce moment survient *une légère hémoptysie*, qui se continue pendant près de 2 jours ; — la quantité de sang rendu n'atteint pas la moitié du crachoir. Dès lors frissons, fièvre plus intense.

Du 12 au 16 novembre, la température oscille entre 38°4 et 38°7. — Les frissons cessent. Puis, surviennent de la diarrhée, des *hémoptysies peu abondantes mais se répétant* 5 ou 6 fois par jour; décoloration des téguments, cyanose, affaiblissement.

20 *novembre*. — Nouvelle hémoptysie, crachats souillés ou sanguinolents, qui, vus au microscope, sont composés de globules rouges, d'un grand nombre de leucocytes, de granulations mobiles et de bactéries en forme de bâtonnets. Le sang, également examiné, ne présente rien d'anormal.

21. — *Persistance de l'hémoptysie*. — Décoloration des téguments, cyanose des lèvres, affaiblissement marqué depuis quelques jours.

22. — *Hémoptysie plus abondante*. — Le malade est pris, en outre, d'épistaxis qui se répètent pour la cinquième fois depuis une vingtaine de jours. Diarrhée persiste. Pouls très fréquent. Température 38°2. — Affaiblissement extrême et mort.

Autopsie. — Poumon gauche libre. Le poumon droit est adhérent dans toute son étendue, surtout dans sa moitié inférieure. Les lobes supérieur et moyen sont simplement œdématiés et décolorés.

Lobe inférieur criblé de cavernes renfermant une bouillie gangréneuse noirâtre, horriblement fétide, et limitées par un tissu scléreux, qu'on trouve à la partie supérieure de ce lobe dans un point respecté par la gangrène. — Quelques lobules suppurés en ce point. — Les bronches, entièrement détruites au niveau des parties gangrénées, sont larges et tapissées par une muqueuse rouge violacée, et comme surmontée de bourgeons charnus au voisinage des foyers gangréneux. — Plus loin, elles sont simplement épaissies et infiltrées. — Noyau de broncho-pneumonie suppurée dans le poumon gauche.

Le larynx et la trachée ont leur muqueuse injectée. — Ganglions bronchiques et périœsophagiens injectés, fermes, ardoisés et blanchâtres. — Autres organes à peu près sains. — La bouillie gangréneuse des cavernes était composée de leucocytes granuleux, *d'hématies,* de granulations mobiles et de bactéries.

Observation XX.

(Andral, *Clinique*).

Homme de 55 ans, pris d'une pneumonie au mois de mai, sorti de l'hôpital au bout de 12 jours.

Il reprit son travail, mais aussitôt une lassitude inaccoutumée, de la toux et de la dyspnée l'obligèrent à l'interrompre. — Il rentra à l'hôpital avec de la pâleur, une expectoration abondante de crachats déliquescents couleur de chocolat et mêlés de pus et de fragments de tissu pulmonaire sphacélé. — Odeur gangréneuse de l'expectoration et de l'haleine. — Son clair dans toute la poitrine; pas de murmure vésiculaire à droite. A gauche, respiration bronchique peu distincte. Pouls faible, sans fréquence. — Prostration extrême.

2 juin. — Facies hippocratique; crachats et haleine très fétides; *crachats composés de sang presque pur,* contenant des débris de poumon sphacélé.

A droite, sonorité, respiration puérile; à gauche, sonorité encore plus grande, murmure vésiculaire confus. — Diarrhée, vomissements.

Le 3, amélioration.

Le 4, les symptômes graves ont reparu. — Prostration, peau chaude, pouls fréquent, traits tirés. Grand amaigrissement.

Cet état persiste jusqu'au 4 juin. Ce jour-là, le malade succomba.

Autopsie. — *A droite*, quelques adhérences anciennes, *et léger épanchement séro-sanguinolent*. Au reste, le poumon crépitant simplement congestionné.

Poumon gauche. — Très adhérent, surtout en arrière et en haut, presque entièrement détruit par la gangrène ; il est remplacé par une caverne gangréneuse occupant toute son étendue, et dont les parois, d'une épaisseur variant de quelques lignes à un pouce et demi, sont hépatisées. Le sommet, infiltré de tubercules crus, présente une caverne tuberculeuse. Autres organes sains, sauf l'intestin grêle, qui offre un peu d'injection et trois ulcérations superficielles près de la valvule iléo-cæcale.

Observation XXI.

(Roger, *Thèse Laurence*, 1840).

Tuberculose ; — caverne gangréneuse. — Ulcération d'une branche de l'artère pulmonaire. — Mort par hémoptysies, dont la dernière fut très abondante et suffoqua sans doute la malade.

Femme de 71 ans, d'une constitution délicate.

Depuis une pleuro-pneumonie dont elle avait été atteinte en 1834, elle n'avait cessé de tousser et de cracher ; elle maigrissait et s'affaiblissait de plus en plus ; entrée à l'infirmerie de la Salpêtrière, 15 août 1838.

Le 16, dyspnée ; point de côté droit. Toux fréquente revenant quelquefois par quintes, expectoration copieuse, muco-purulente et très fétide. Langue blanchâtre ; pouls plein, peu fréquent ; chaleur modérée. — Du côté droit de la poitrine, en arrière, diminution de la sonorité et râles muqueux à grosses bulles. — Respiration faible en avant.

A gauche, rien d'anormal. — Le 17, expectoration encore plus fétide d'odeur gangréneuse. — Dans la nuit suivante, *crachement de sang rouge,* spumeux ; la malade refusa obstinément la saignée.

Toute la journée du 18, *les crachats sont mêlés de sang.* Le soir, *nouvelle hémoptysie.* Saignée acceptée.

19 août. — *Nouvelle hémoptysie ; — le sang noir foncé diffère beaucoup de celui qui avait été craché précédemment. Il coule abondamment par le nez et la bouche, et la mort arrive en quelques minutes.*

Autopsie. — Poumon droit adhérent au thorax et rempli de tubercules nombreux au sommet : en arrière et à la partie la plus élevée du lobe inférieur, à peu de distance de la surface externe, 2 cavernes du volume, l'un d'un œuf de poule, l'autre d'une noix, tapissées par une fausse membrane, semblable à celle qu'on trouve dans les excavations tuberculeuses. — Leurs parois sont réduites en un putrilage noirâtre, d'odeur gangréneuse et s'enlevant par lambeaux. — La plus petite communique avec une des principales divisions de l'artère pulmonaire par une ulcération arrondie, de 2 lignes de diamètres, à bords déclives. — Partie postérieure du poumon engouée. — Tubercules dans le poumon gauche, qui présente quelques adhérences à la plèvre. — Autres organes sains.

Observation XXII.

Tuberculose. — Gangrène pulmonaire. — Mort par hémoptysie.

(Lees, *Dublin Journal*, 1842).

Un enfant de 6 ans, tuberculeux depuis un certain temps,

succombe à une hémoptysie. — A l'autopsie, poumon gauche refoulé dans le rachis. — La plèvre est remplie d'un liquide *séro-sanguinolent mêlé d'une grande quantité de caillots.* — Fausse membrane ni pus. — A la partie postérieure et supérieure du lobe inférieur, caverne du volume d'une grosse noix, remplie de sang coagulé. — Le tissu pulmonaire qui l'entoure est noirâtre, ramolli, déchiqueté, exhalant une odeur gangréneuse. — Un gros rameau de l'artère pulmonaire s'y ouvre par une ouverture large, à bords rugueux qui a manifestement causé l'hémorragie.

Un gros rameau bronchique, qui s'ouvrait accidentellement dans la caverne, était, ainsi que la trachée, rempli de caillots sanguins. — Le sommet de ce poumon et l'autre poumon tout entier sont criblés de tubercules miliaires. — Ganglions bronchiques volumineux et ramollis.

Observation XXIII.

(Lebert, *Klin. der Brustkrankheiten*).

Jeune garçon atteint d'emphysème et de tuberculose. Pendant plusieurs semaines l'expectoration avait été très fétide sans aucun autre accident qu'on pût rapporter au sphacèle. — Puis apparurent les signes physiques de la gangrène du poumon.

Mort par hémoptysie.

Observation XXIV.

Tuberculose. — Gangrène pulmonaire. — Mort. — Abondantes hémoptysies terminales.

(Boudet, *Archives générales de médecine*, 1843).

Fillette de 12 ans ayant eu la rougeole à l'âge de 8 ans. Scarlatine à l'âge de 12 ans ; l'éruption dure 5 jours. Quand elle a disparu, il reste de la fièvre, de la douleur au sein droit, haleine fétide, vomissements, crachats purulents et fétides. — Amaigrissement.

12 septembre. — Maigreur. — Diarrhée sans coliques, pouls faible, 120 pulsations ; égal et régulier, 40 respirations par minute. — Matité complète à droite en avant, depuis le mamelon jusqu'à la base de la poitrine, et en arrière dans les parties correspondantes. Absence de respiration et de résonance de la voix dans ses points ; toux peu fréquente, crachats opaques, non aérés, d'une odeur forte, aromatique, nullement fétide. Grande faiblesse.

13. — Gargouillement, vive douleur à droite, vomissements.

Le 16, le malade a cessé de cracher depuis 24 heures. La matité est la même que le 1er jour. Pouls : 132.

A 10 heures du matin, le malade rend, sans vomissements et après avoir toussé, 30 grammes environ *de sang liquide, spumeux, vermeil, répandant une odeur gangréneuse.*

Le 17. — *Encore ce matin, une hémoptysie de même nature et aussi abondante que la première. — Pouls à 144.* — Amaigrissement à vue d'œil. — A midi, *la malade expectore une certaine quantité de sang vermeil, de caillots noirs, et de mucus épais ; le tout peut être évalué à 60 grammes et a une odeur fétide.* (Seigle ergoté pulvérisé dans 20 grammes de julep gommeux).

19. — Crachats fétides ; l'hémoptysie est arrêtée.

20. — *Quelques stries sanguinolentes dans les crachats, mais sans odeur.* — Frissons, selles liquides, affaiblissement.

Mort le 21, à 8 heures du matin.

Autopsie. — Quatre perforations gangréneuses de l'œsophage. Dans le poumon droit, deux cavités gangréneuses dont l'une communique avec une cavité gangréneuse du médiastin ;

leurs parois sont formées par une surface ferme, dense, grisâtre, organisée. Elles contiennent quelques caillots sanguins, assez fermes, extrêmement noirs, et une matière homogène, molle, très friable, blanchâtre dans les parties non souillées par le contact des liquides voisins, offrant en un mot, tous les caractères physiques du caseum du lait.

A la partie antérieure du poumon, noyaux gangréneux ramollis ; — infiltration tuberculeuse grise dans les lobes supérieur et moyen. — Plèvre partout adhérente. Pas de tubercules à gauche.

Cette observation est comparable à l'observation VII.

Il est probable que l'adénite tuberculeuse du médiastin aura ulcéré l'œsophage, et qu'ainsi les matières dégluties auront passé dans la caverne ganglionnaire, puis, de là, dans une excavation pulmonaire ayant peut-être, elle aussi, son origine dans l'adénopathie gangréneuse.

Observation XXV.

Gangrène pulmonaire à la suite de la rougeole, chez une enfant cachectique. — Hémoptysies terminales. — Mort.

(Boudet, *loc. cit.*).

Enfant de 10 ans, évidemment scrofuleuse et ayant vécu dans de mauvaises conditions hygiéniques. — Pied écrasé depuis un an ; persistance d'une fistule. — Une autre fistule au niveau du maxillaire inférieur apparut spontanément il y a 6 semaines. Entrée le 10 juillet 1840 aux enfants malades. — Sa mère raconte que, le 7 juillet, elle fut saisie de fièvre et de vomissements. Pas de toux ni de diarrhée. Le 10 au matin, seraient apparues pour la première fois des taches violettes sur le corps, principalement sur les membres.

A l'examen, enfant lymphatique, engorgement maxillaire, maigreur moyenne, peau un peu violette, yeux cernès. Fièvre intense, pouls petit, régulier. Taches de purpura au niveau des maxillaires.

Le 11, éclate l'éruption caractéristique de la rougeole ; la fistule de la mâchoire répand une odeur gangréneuse, de même que la fistule du pied.

Le 12, abattement extrême. — Selles noirâtres, caillots dans l'urine. — *Hémoptysie de sang noirâtre,* d'odeur repoussante ; il en sort aussi par la fistule buccale.

13. — Rejet de beaucoup de sang par la bouche et avec les selles, l'enfant meurt subitement à 10 heures du matin.

Autopsie. — Nombreuses ecchymoses et épanchement séro-sanguinolent dans les plèvres, 80 à 90 grammes de *liquide de chaque côté.* — Le poumon droit présente des ecchymoses ; le gauche présente une petite masse tuberculeuse enkystée dans son lobe supérieur, et un noyau gangréneux de la partie la plus élevée de son lobe inférieur. Ganglions bronchiques tuberculeux. — Tout le poumon est congestionné et œdémateux. — Les autres organes, foie, reins, vessie, vagin, sont mous, congestionnés et criblés d'ecchymoses. — Rate réduite en bouillie fétide.

Le petit malade qui fait l'objet de l'observation XXVI, succomba après une hémorragie peu abondante, mais qui se continua pendant deux jours. L'enfant était, du reste, profondément infecté.

Observation XXVI (Berton.)

Hémoptysie 3 jours avant la mort.

(Recherches sur l'hydrocéphalie aiguë, sur une variété particulière de pneumonie et sur la dégénérescence tuberculeuse. — Bruxelles, p. 545.)

Enfant de 12 ans. — Entré le 11 mars 1827. Pâle, maigre, toussait depuis longtemps.

1er avril. — Fièvre vive (peau chaude, pouls 120). Matité sous la clavicule droite, râle crépitant au même niveau.

2. — En arrière, en haut et à droite, râle crépitant, comme sous la clavicule. Matité au même niveau.

Expectoration gris brunâtre, non visqueuse et *très fétide*. — Pouls petit : 104 par minute.

4. — Râle devenu muqueux. — Expectoration abondante présentant les mêmes caractères. — Un peu de diarrhée. — L'enfant est agité et se plaint sans éprouver de douleurs.

7. — Expectoration d'un verre de sang noir, mêlé à des crachats. Pouls petit à 112.

11 et 12. — L'expectoration est encore sanglante, accompagnée de nausées, d'anxiété, d'agitation. Délire et mort.

Autopsie. — Adhérences pleurales à droite. Caverne au sommet du poumon droit, contenant un liquide sanieux, noirâtre, *sans caillots*. — La surface interne est tapissée par un putrilage mollasse et grisâtre, d'une épaisseur de 4 à 8 lignes d'épaisseur, suivant les points. — Autour de la caverne, le tissu est induré, d'un gris brunâtre en certains points, et rougeâtre en d'autres. — De nombreuses bronches s'ouvrent dans cette cavité. Tout le tiers inférieur du lobe inférieur est rénifié.

Poumon gauche sain. — Ganglions bronchiques volumineux et rouges. — Autres organes sains.

Les observations qui suivent ont trait à des cas où l'hémoptysie *marqua le début des accidents, apparut plus ou moins au cours de l'affection, finalement causa la mort.* L'hémoptysie fut, dans ces cas, le syndrome principal de l'affection, tant au point de vue de l'évolution qu'au point de vue du pronostic. — Nous l'avons déjà vu prédominer et contribuer plus ou moins à l'issue fatale dans plusieurs des cas qui précèdent, et en particulier dans les observations XI, XVIII, XIX, XXIV et XXV. — Ces faits, ajoutés à ceux qui vont suivre, nous semblent devoir être classés dans une forme spéciale, que nous appellerons « forme hémorragique de la gangrène du poumon ».

Observation XXVII.

Hémoptysie constituant le premier symptôme de la gangrène pulmonaire, précédant de un mois environ les autres signes, se continuant pendant toute la maladie, finalement amenant la mort.

(Genest, *loc. cit.*).

Homme, 38 ans, chauffeur de plâtre, jouissant d'ordinaire d'une bonne santé, s'étant livré dans les premiers jours de mai 1838 à de grandes fatigues. Il se refroidit, éprouva une dyspnée très forte, et *cracha du sang presque pur.* — Entré à l'Hôtel-Dieu, dans le service de M. Récamier. — 3 saignées et sangsues le soulagent. — Il voulut alors reprendre ses travaux, mais la dyspnée qui n'avait pas cessé, augmenta ; le crachement de sang, qui avait disparu quelques jours, revint de nouveau, et le malade fut obligé d'entrer, salle Sainte-Madeleine, le 31 mai 1838.

1er *juin*. — Figure pâle, pouls lent, peau froide. — A gauche, râles divers et souffle bronchique. L'air expiré a une odeur fade, tournant à la gangrène. *Crachats d'un rouge livide*, offrant quelques points blanchâtres, semblables à du pus, et offrant la même odeur que l'air expiré par le malade.

(Limonade, gomme, acide nitrique, fumigations de chlorure de chaux et de vinaigre camphré.)

Le 2. — Facies hippocratique. — L'odeur de l'haleine et des crachats *qui ne contiennent que du sang pur*, mais noir et mêlé de beaucoup d'air. — Diarrhée. — Refroidissement, ralentissement du pouls.

Le 3. — Pouls très rapide (110). — Même état.

Le 4. — Mêmes symptômes. — Crachats rouges d'odeur insupportable. — Le malade meurt.

Autopsie. — 36 heures après la mort.

Poumon droit sain, avec quelques adhérences, un peu de sérosité rougeâtre dans la plèvre.

Poumon gauche. — Presque entièrement transformé en une caverne gangréneuse, contenant une bouillie putride, qu'un filet d'eau enlève en entier. — La paroi de la caverne lavée, est blanche. Il ne reste de tissu pulmonaire qu'au sommet, un pouce environ de tissu pulmonaire à l'état d'induration grise. Le bord antérieur du poumon conservait seul un peu de crépitation dans une étendue de quelques lignes. La partie du tissu pulmonaire qui contenait la forme de l'organe n'avait pas plus de 1 à 2 lignes (induration grise). — Quelques tubercules crus ou commençant à se ramollir existent à la partie supérieure du poumon ; sur quelques autres points, on trouve des tubercules miliaires assez nombreux. — La fin de l'intestin grêle présente 2 ou 3 ulcérations petites, et paraissant de nature tuberculeuse.

OBSERVATION XXVIII (LIANDIER).

Pneumonie chronique. — Gangrène pulmonaire.

Homme, 53 ans, boulanger. — Entré le 2 mai 1881, à Necker, salle Saint-Ferdinand, n° 26. Quelques excès de boisson, mais pas d'autres accidents alcooliques qu'un léger tremblement de la langue. Depuis quelques années, un peu de toux et une expectoration peu abondante. Six semaines avant son entrée à l'hôpital, il fut pris, au milieu de son travail, d'une faiblesse extrême, qui le força à suspendre son travail ; quelques jours auparavant, il éprouvait un point de côté. Un médecin appliqua successivement deux vésicatoires. — Amélioration du point de côté.

Le malade vint à la consultation de Necker, où on lui ordonna des badigeonnages iodés et huile de foie de morue. *Un mois avant son entrée, il remarqua que ses crachats prenaient une odeur fétide, en même temps survinrent des hémoptysies d'abord peu abondantes,* mais qui augmentèrent beaucoup. Quinze jours avant son entrée, *il en eut une très forte ; il rendait le sang à pleine bouche.* — Il essaya alors d'entrer à l'hôpital, où il ne put être admis que le 2 mai. — Pendant ce temps, les hémoptysies avaient diminué, mais sans cesser complètement.

A son entrée, le malade est très pâle, face un peu bouffie, légèrement jaune.

Le soir, *nouvelle hémoptysie ;* le sang est mêlé de crachats noirâtres, d'odeur infecte. Dans le lobe inférieur du poumon droit, zone remplie de râles sous-crépitants. Matité énorme à ce niveau.

4 mai. — Les crachats ne sont plus mêlés de sang pur,

mais ils sont noirâtres et de plus en plus fétides. Peu de fièvre : 38° le soir (aisselle). — Potion phéniquée.

5 *mai*. — Les râles sous-crépitants disparaissent, ainsi que le murmure respiratoire. — La voix y retentit avec son timbre normal. — Les vibrations thoraciques ont disparu à ce niveau; souffle systolique ayant son maximum à la 3e articulation chondro-sternale gauche.

10 *mai*. — Flottement pleural très léger à droite et en arrière. Crachats moins fétides.

26 *mai*. — Même état : dans le poumon droit, souffle ayant le timbre cavitaire de la fosse sous-épineuse, et le timbre pleurétique à la base du poumon.

4 *juin*. — *Hémoptysie très légère.*

7 *juin*. — Le souffle s'entend bien. — La matité s'étendant jusqu'au niveau de l'angle inférieur de l'omoplate, et en raison d'une intense dyspnée, on retire, par une ponction aspiratrice, 600 grammes de sérosité louche, contenant des cellules d'épithélium pavimenteux, des globules rouges, et de nombreux leucocytes. (La ponction est arrêtée par des quintes de toux.)

Les jours suivants, le malade, amélioré par cette première ponction, ne présente d'autres particularités que de la dyspnée et une forte diarrhée persistante qui survient le 18 juin.

18 *juin*. — *Dyspnée*. — La matité remonte à droite jusqu'à 6 centimètres au-dessous de l'épine de l'omoplate, en arrière. — En avant, jusqu'à 4 centimètres et demi au-dessous de la clavicule. — Les signes cavitaires s'accentuent à la base du poumon droit. Toujours pas de fièvre, expectoration verdâtre, un peu moins fétide.

Ponction aspiratrice, donnant issue à 100 grammes environ de pus noir, épais, horriblement fétide, dans lequel nagent des grumeaux noirs. — De nombreuses bulles d'air sont mêlées au pus.

19 *juin.* — Le soir, 38°4. — Affaissement progressif. — Le souffle est plus net.

21 *juin.* — *Fièvre le soir.* Le malade ne peut reposer que couché sur le côté atteint et sa forte pronation. — Expectoration fétide.

26 *juin.* — Le malade, très dyspnéique, refuse une nouvelle ponction.

28 *juin.* — Même état. — De temps à autre, *une légère hémoptysie.* — La fièvre a diminué.

30 *juin.* — *Hémoptysie plus abondante que de coutume...* le malade en est très inquiet.

Mort le 1er juillet.

Autopsie. — On trouve, à l'ouverture du thorax, une grande bride divisant la plèvre droite en 2 loges. — La séreuse contient environ 2 litres de sérosité citrine. Pas de pus. — Le poumon droit, diminué de volume, représente à peu près les 2/3 du gauche ; sa moitié supérieure, peu altérée, est très atélectasiée. Le tissu est splénisé, d'une teinte violette, mais sans traces de tubercules. — Le lobe inférieur est occupé par une caverne gangréneuse du volume du poing, à surface marbrée d'une teinte gris noirâtre. — La sclérose est très prononcée autour de la caverne. — C'est de cette cavité que venait le pus retiré par la dernière ponction. — Les ramifications des artères pulmonaires suivies jusqu'à la partie inférieure du poumon, sont saines, ainsi que les artères bronchiques dans la partie qui a pu être disséquée. — Bronches épaissies, leurs cartilages sont indurés, leur muqueuse présente une teinte lie de vin.

Tout l'organe exhale une odeur infecte.

Observation XXIX.

Hémorragie foudroyante, à la fin.

(Demandre. — Thèse, Paris, 1877).

Homme de 65 ans, encore vigoureux, sans antécédents morbides. — Saisi à la suite de refroidissement de vives douleurs dans le côté gauche, et de fièvre, dyspnée, toux, crachats visqueux. — Entré à l'hôpital le 14 janvier 1870. — On constate des signes d'induration pulmonaire en arrière et à droite, avec des signes de dépression extrême. — On cherche un foyer de gangrène, sans arriver à découvrir un râle bullaire en aucun point. L'expectoration est *très fétide, des stries sanglantes* apparaissent dans l'expectoration. Le pouls varie de 100 à 120.

Eruption confluente de muguet sur la langue, la voûte palatine, et la partie antérieure du voile du palais.

Le 21. — Tout à coup, à l'issue de la visite, le malade, *pris d'un accès de suffocation et d'une quinte de toux, crache un demi-verre de sang pur.* — Aussitôt, ses traits se décomposent, la peau se couvre de sueur, le pouls devient imperceptible et la mort survient en moins d'une heure.

Autopsie. — 48 heures après la mort. — Lorsqu'on veut détacher le poumon droit, un liquide épais, noirâtre, mélangé de sang, s'échappe à flots ; il y en a près de 2 litres et il s'exhale une odeur horrible de gangrène.

Tout le poumon droit est sanieux et noirâtre ; la partie supérieure, en particulier, est absolument réduite en bouillie ; le foyer de gangrène a plus de 10 centimètres d'étendue. Au niveau de la partie extérieure de la fosse sous-épineuse, est un foyer rempli de sang qui paraît de date récente ; on n'a pu retrouver le vaisseau ulcéré.

Il existait des caillots dans plusieurs artères, mais il a été impossible, au milieu de tous ces détritus, de reconnaître si ces caillots étaient primitifs ou consécutifs. De même, les bronches ont été suivies, mais sans que la démonstration de leur oblitération fût possible. Le cœur et les autres viscères sont sains.

Observation XXX.

Hémoptysie au début, pendant toute la durée, et à la fin de la maladie.

(Genest. *Gazette méd.*, 1836, p. 594).

Homme de 26 ans, boulanger ; constitution grêle. Bonne santé jusqu'en juillet dernier. — A ce moment, douleur subite du côté gauche du thorax, entra à l'Hôtel-Dieu ; saigné 4 fois en un mois. — Sort 15 jours, essaie de travailler, et rentre à l'Hôtel-Dieu où il reste un mois. — Sort de nouveau, essaie sans succès de travailler, et entre à la Charité, toujours pour des douleurs dans la poitrine. — Enfin, entre pour la troisième fois à l'Hôtel-Dieu le 2 janvier 1833, assurant qu'il a très peu maigri et n'a craché de sang que quelques jours avant sa dernière admission.

13 janvier 1833. — Fétidité considérable de l'air expiré, surtout à la suite des quintes de toux. — Des matières rougeâtres et ternes sont expectorées ; les grands efforts de toux donnent parfois lieu à une expectoration peu abondante *d'un sang spumeux et vermeil.*

Examen physique : matité à la base gauche et en arrière ; obscurité de la respiration, pas de bronchophonie, pas de fièvre, toux revenant par quintes avec turgescence de la face qui reste comme bouffie et infiltrée dans les intervalles des quintes.

Rien d'anormal du côté des organes digestifs.

(Violette, sirop de gomme, extrait de Ratanhia, un gros vésicatoire au bras, lavements émollients, diète).

14. — Le malade a toussé par quintes toute la nuit. — Les crachats ont les mêmes caractères. — (Saignée, 2 palettes) ; ligature des membres inférieurs.

15. — Les crachats ne contiennent plus de sang. — Pas de fièvre (2 cautères à la base de la poitrine ; 2 bouillons, crème de riz, etc.).

16. — A 1 heure du matin, *le malade est pris d'un vomissement de sang,* dit-il ; 4 onces dans son crachoir de sang presque pur. — Saignée, 2 palettes ; potion avec extrait de Ratanhia, 2 gros.

17. — *L'hémorragie se continue ; le crachoir contient environ 6 onces de sang avec un caillot qui nage dans une sérosité abondante.* — Il se plaint amèrement et veut sortir. (Potion avec acétate de plomb, 12 grains.)

19. — Même état ; un peu moins de crachements de sang que les jours précédents. — (Acétate de plomb, 24 grains).

20. — Le malade était assez bien ; vers 6 heures du soir, il est pris tout à coup d'une toux *avec un crachement de sang abondant,* pendant lequel il meurt instantanément et comme asphyxié, conservant un caillot de sang dans la bouche.

Autopsie. — 38 heures après la mort.

Pâleur extrême, œdème des membres inférieurs. — Le cerveau et les membranes n'offrent rien d'anormal. Le larynx, la trachée et les bronches, même les plus petites, sont entièrement remplies par un caillot qui est continu et suit toutes les divisions des bronches.

Poumon gauche : adhérences anciennes. Au centre du poumon, cavité du volume d'une noix, remplie par un caillot noirâtre, et demi-fluide.

Une seule branche paraît s'ouvrir dans la caverne. Elle est tapissée par une membrane mince. — L'arbre bronchique tout entier présente dans son trajet de fréquentes dilatations.

Le tissu du poumon, en dehors des bronches et de leurs dilatations, présente de petites masses de sang noir et coagulé, de volume variable, se rapprochant de celui d'un grain de chènevis ou d'un grain de blé, et que l'on en fait ressortir en pressant fortement. — A la base même du poumon, on trouve une cavité du volume d'une petite noix, remplie de sang putréfié, à odeur gangréneuse. — Cette cavité n'est point tapissée par une membrane ; elle présente, au contraire, à sa surface, des irrégularités et anfractuosités qui indiquent qu'une déchirure avec écartement du tissu pulmonaire a eu lieu. — On n'a pas cherché la communication avec une bronche.

Poumon droit : dilatations nombreuses sur le trajet des bronches. Caillot général, comme dans le poumon gauche ; pas de cavité gangréneuse.

Autres organes sains.

Voici une observation prise par un médecin militaire anglais, où il s'agit d'une hémoptysie qui fut presque le *seul signe* d'une gangrène à marche extrêmement rapide, chez un individu en puissance de tuberculose ; à l'autopsie on trouva trois cavernes gangréneuses et des tubercules crus disséminés.

La fétidité de l'expectoration fait complètement défaut, sauf le jour où le malade mourut.

Observation XXXI.

(Nathaniel Alcock. *Med. Times and Gazette*, 1873, vol. I).

Soldat de 33 ans, pris subitement, après une revue, le 28 janvier 1873, de douleur au côté et d'hémoptysie.

Râles crépitants au sommet gauche.

L'hémoptysie cesse au bout de trois jours. Elle fut, d'ailleurs, assez modérée. Le sang était mêlé à des crachats muco-purulents.

L'état général devint rapidement mauvais. La température oscille autour de 102.

Délire, diminution progressive de la respiration, enfin mort le 5 février.

L'on n'avait su, pendant tout le cours de la maladie, à quel diagnostic s'arrêter. Le matin du jour où il mourut, le malade eut une expectoration fétide.

L'autopsie montra, au niveau du sommet gauche, la présence de trois cavernes gangréneuses de la grosseur d'une noix à celles d'une bille de billard, contenant un pus extrêmement fétide, sanieux ; le reste du poumon était congestionné et farci de granulations tuberculeuses miliaires.

Poumon droit sain, à l'exception de quelques tubercules crus au sommet.

VALEUR DIAGNOSTIQUE DE L'HÉMOPTYSIE.

Des observations qui précèdent, nous nous croyons en droit de conclure que l'hémorragie est un symptôme de grande valeur au cours de la gangrène pulmonaire. Nous ne l'exagérerons pas au point de prétendre qu'il suffit, à lui seul, pour en poser le diagnostic. Mais il est certain que, dans certaines circonstances, il doit donner l'éveil; si l'on se trouve en présence d'un malade en proie à des symptômes d'infection, et qu'il survienne une hémoptysie alors même que l'examen de l'appareil respiratoire ne donne pas de renseignements certains (Genest, observation XVII), il faudra songer à la possibilité d'un sphacèle du poumon. L'absence de fièvre, d'ailleurs, ne devra pas faire écarter cette idée ; la fièvre fait parfois complètement défaut (Observations de Netter et de Lancereaux, etc.). D'une façon générale, quand l'hémoptysie, quelle que soit son abondance, apparaît au cours de maladies où elle ne se rencontre ordinairement pas (telle la pneumonie); que les matières expectorées contiennent du sang pur, ou qu'elles prennent une couleur lie de vin ou chocolat; quand on n'a pas de raison de mettre cette hémoptysie sur le compte de la tuberculose, de tumeurs du poumon (d'ailleurs très rares); lorsqu'enfin la connaissance des antécédents du malade et la constatation de l'intégrité du cœur permet d'écarter l'idée d'embolies, on devra songer à la possibilité de la gangrène du poumon. — Ce que nous venons de dire s'applique aux hémoptysies qui marquent le début d'un état pathologique ; il est bien évident que les hémoptysies qui surviennent au cours de la gangrène, confirmée par ses signes ordinaires, n'ont pas une grande valeur diagnostique. — Mais il ne faut pas oublier que l'odeur fétide de l'expectoration non-seulement peut survenir très tard, mais encore peut faire complètement défaut : ces cas sont rares, il est vrai, et il s'agit surtout alors (Fournet) de foyers corticaux. — L'observation XXI rapporte un cas où trois cavernes gangréneuses n'avaient pas donné la moindre odeur à l'haleine et à l'expectoration.

PRONOSTIC.

Nous serons bref sur le pronostic de l'hémorragie elle-même, car il n'offre ici rien de spécial : il dépend en grande partie de l'état général du malade, de son degré de résistance; il dépend surtout de l'abondance, de la fréquence des hémorragies, et aussi de l'importance du vaisseau ulcéré. — Peut-être y aurait-il lieu d'ajouter « et de la nature » du vaisseau ulcéré, suivant qu'il s'agit d'artères ou de veines pulmonaires; mais nous manquons de données précises sur ce point. Nous avons pu cependant remarquer que des malades succombent à une hémoptysie survenue brusquement ; mais *peu abondante*. Nous en trouverons un autre exemple dans une citation empruntée à Quincke (de Kiel), où la quantité de sang perdu fut extrêmement minime. Peut-être faudrait-il faire intervenir un autre élément de pronostic pour expliquer la mort rapide après une aussi faible hémorragie : nous voulons parler de l'entrée de l'air dans les veines pulmonaires, si le calibre du vaisseau ulcéré est assez considérable. C'est d'ailleurs la raison invoquée par Quincke lui-même pour expliquer la mort de son malade. Il y aurait donc lieu, peut-être, d'établir une distinction, au point de vue du pronostic, entre les hémorragies résultant des lésions des artères ou des veines. Mais on ne peut reconnaître, cliniquement, l'origine de l'hémorragie; la couleur noire qu'offre parfois le sang rejeté, et que l'on serait en droit d'attribuer à sa provenance artérielle, peut être due à un commencement d'altération putride, pour peu qu'il séjourne au sein du foyer gangréneux avant d'être rejeté au dehors.

TRAITEMENT.

Comme conséquence de tout ce qui précède nous croyons que le traitement médical de la gangrène du poumon devra, dans tous les cas, s'attacher à prévenir l'hémorragie et à la combattre par tous les moyens ordinaires. On soumettra donc les malades au repos le plus absolu, évitant autant que possible de les faire parler. L'administration des boissons glacées, de l'ergotine à doses modérées (20 à 30 centigrammes par jour) nous paraît propre à remplir cette indication. Le malade de Laycok, cité par Lasègue, s'est bien trouvé de l'administration du perchlorure de fer en potion.

Si, malgré tout, l'hémorragie prend des proportions telles, qu'elle menace l'existence du malade, nous pensons que c'est à l'intervention que l'on devra recourir; c'est là un point que nous allons discuter dans le chapitre suivant.

TROISIÈME PARTIE

DES HÉMORRAGIES CONSIDÉRÉES DANS LEURS RAPPORTS AVEC L'INTERVENTION CHIRURGICALE.

Le domaine de la chirurgie s'agrandit tous les jours. Il est de notion banale, actuellement, qu'un grand nombre d'affections qui, jadis, se terminaient à peu près fatalement par la mort, cèdent à une intervention opératoire bien conduite.

La gangrène pulmonaire est une des maladies qui, depuis une dizaine d'années, ont attiré le plus l'attention des chirurgiens, tant en France qu'à l'étranger. La pneumotomie, pratiquée en temps opportun, compte déjà à son actif un grand nombre de succès, dans des cas où le seul traitement médical eût échoué, en dépit de la thérapeutique et même de l'hygiène tonifiante auxquelles on soumet les patients atteints d'une affection aussi redoutable.

La gangrène pulmonaire amène la mort soit par *septicémie,* soit par *hémorragie,* que cette gangrène soit « primitive » (dans le sens que l'on doit, dans l'espèce, attacher à ce mot) ou qu'elle vienne se greffer sur une lésion organique préexistante, tuberculeuse, néoplasique, etc. L'intervention, jusqu'à présent, paraît s'être surtout attaquée au premier de ces deux éléments, à l'intoxication dont la source réside au sein du foyer gangréneux. Nous estimons qu'elle est en droit, dans certains cas, d'être mise en œuvre contre le dernier, contre l'hémorragie, lorsque celle-ci menace l'existence du malade, et que tous les moyens employés pour la combattre sont démeurés sans effet.

Nous avons vu, au cours de notre étude clinique, que l'hémoptysie peut constituer le symptôme presque unique, tout au moins dominant dans l'évolution du mal, nous avons fait de ces cas une forme hémorragique de la gangrène du poumon. — Les autopsies ont prouvé qu'il s'agissait très souvent de foyers uniques, ou peu nombreux et voisins les uns des autres, remplissant, par suite, les conditions requises pour justifier l'intervention.

Block est intervenu pour arrêter des hémoptysies ayant leur source dans une caverne.

Sapechko (de Kiev) a également ouvert des cavernes d'origine bronchectasiques, à deux reprises différentes. A la suite de son intervention, les hémoptysies cessèrent totalement.

En 1895, M. Roger pria notre maître, M. Tuffier, d'intervenir chez un malade atteint de gangrène pulmonaire, non seulement en raison des troubles infectieux, mais encore en raison des hémoptysies qui menaçaient la vie du malade. Celui-ci succomba néanmoins aux progrès de l'infection putide et à des hémorragies. Peut-être, si l'intervention eût été plus hâtive, aurait-elle amené la guérison.

Observation XXXII (Tuffier).

Gangrène pulmonaire. — Hémoptysies. — Pneumotomie. Mort par hémorragie.

Homme de 60 ans, entré le 23 octobre dans le service de M. Roger, qui reconnut une gangrène pulmonaire du lobe moyen droit, consécutive à une pneumonie. Après avoir judicieusement traité pendant quinze jours ce malade par des soins médicaux, M. Roger, devant la gravité des accidents de septicémie progressivement croissants, et devant des hémoptysies très abondantes qui menaçaient la vie du malade, pria M. Tuffier de l'examiner le 3 novembre.

Notre maître trouva un homme profondément anémié, avec une température oscillant chaque jour entre 37°5 et 40°, le pouls mou, dépressible et très rapide, l'haleine d'une fétidité repoussante, et tous les signes d'une infection de la plus haute gravité.

L'auscultation et la percussion indiquaient la présence d'une excavation siégeant au niveau du tiers moyen du poumon droit ; la fétidité de l'expectoration et l'examen bactériologique des crachats, qui révéla la présence de streptocoques, de staphylocoques, de pneumobacilles, ne laissaient aucun doute sur la nature gangréneuse de l'affection. Une intervention seule paraissait devoir mettre un terme à cette infection d'origine pulmonaire.

Le 7 novembre 1895, le malade endormi et couché sur le côté gauche, un coussin sous le flanc, on pratique une incision de dix centimètres dans le 8e espace intercostal droit, au point exact où les signes cliniques localisaient le foyer. —

Après avoir incisé tous les muscles intercostaux, la plèvre pariétale fut mise à nu dans toute l'étendue de l'incision et libérée exactement des fibres des intercostaux qui semblaient s'insérer à sa surface. — On voit le poumon chevauchant normalement sous cette plèvre pariétale et présentant sa couleur ordinaire. La plèvre pariétale fut alors décollée du bord inférieur de la 8e côte, puis de la face interne de son bord supérieur avec un peu plus de difficulté au niveau des bords de la côte qu'au niveau de sa face.

La plèvre pariétale s'accole sur la plèvre viscérale ; la 8e côte est réséquée, pour donner plus de jour, sur une étendue de cinq centimètres et, continuant ensuite le décollement, on arrive à isoler une étendue de plèvre égale à la largeur entière de la main.

Le poumon, cependant, est facilement exploré. — Entre les doigts, il est mou, souple, sans aucune inégalité de consistance. Alors, en continuant cette séparation pleuro-pariétale vers la partie supérieure de l'incision, M. Tuffier a brusquement la sensation d'une consistance ferme, dure et complètement différente de la surface pulmonaire. Il en conclut que c'est là le siège de la lésion, et, réséquant en haut la 8e côte, dans une étendue de 7 centimètres, il isole latéralement cette partie indurée qui est jaunâtre, et dont on peut facilement limiter l'étendue, la forme et les connexions. — On voit que les deux feuillets de la plèvre sont adhérents à son niveau. La plaque est alors incisée, et, après avoir traversé environ 1 centimètre de tissu pulmonaire, on tombe dans une énorme cavité, d'où s'écoule un pus brunâtre, infect, *de nombreux caillots* et des fragments de tissu pulmonaire du volume du pouce ; on avait eu soin, au préalable, de protéger le décollement par de la gaze iodoformée.

L'incision pulmonaire est longue de 4 centimètres 1/2 ; elle conduit dans une cavité du volume d'une orange, légèrement anfractueuse, présentant de véritables colonnes. Cette excavation est remplie de gaze iodoformée ; de même, une mèche est placée dans l'espace sous-pleural décollé, et le reste de la plaie est réuni. — Pendant tout ce temps, le malade, chloroformé, n'a pas eu le moindre trouble circulatoire ou respiratoire, le poumon a continué à fonctionner sous les yeux de l'opérateur, suivant un rythme normal, et le champ de l'hématose n'a été réduit que de la dimension de l'espace compris entre le thorax et la plèvre pariétale décollée. — Les suites de l'opération n'ont tout d'abord rien d'intéressant, la température tombe dès le lendemain, elle s'est maintenue à 37°. La toux et l'expectoration ont cessé, mais l'état général demeure grave.

Le malade succombe 3 jours après avoir eu des hémorragies.

Peut-être l'intervention échoua-t-elle en raison du volume considérable de la caverne. Il est beaucoup plus difficile de tamponner énergiquement une grande cavité qu'une petite. — Cette observation montre encore combien les hémorragies post-opératoires sont redoutables.

Nous trouvons dans l'observation suivante un autre exemple d'intervention dirigée principalement contre l'hémoptysie. — Le malade succomba dans la nuit qui suivit l'opération, mais, cette fois, parce que le chirurgien n'avait pas attaqué le foyer principal ; il avait seulement bourré de gaze un tout petit foyer voisin.

Observations XXXIII (Mackay, Th. de Morillon).

Abcès gangréneux du poumon. — Hémoptysies. — Pneumotomie. — Mort.

(Inter. Q. J. M. et S., Melbourne, 1894).

Enfant de 12 ans, bien conformé. — Entré à l'hôpital le 20 juin 1893. — La mère déclare que l'enfant, jusque-là bien portant, est malade seulement depuis 5 semaines.

A ce moment, apparut un point de côté à droite, un frisson, de la toux, et le malade s'alita. Il expectore des matières blanchâtres. — Respiration rapide mais indolore, toux intermittente. Léger météorisme abdominal.

Haleine fétide, langue sale et humide. T. 104, 6, F. Resp. 48. Pouls 120.

Examen thoracique : matité au niveau de la moitié inférieure du poumon droit, en arrière et dans la ligne axillaire. De la région sous-claviculaire droite, on entend parfois de petits râles fins à l'inspiration.

Dans toute l'étendue de la zone mate, le murmure vésiculaire est remplacé par un souffle bronchique voilé et lointain ; au même niveau, les vibrations locales sont complètement abolies. — A gauche, respiration rude partout, mais sans bruit supplémentaire.

Les signes observés du côté droit semblaient se rapporter à la présence de pus dans la plèvre droite, et on fait, le jour de l'entrée du malade, une ponction aspiratrice sans résultat, bien que l'aiguille ait été introduite dans diverses directions et à des profondeurs variables.

On pouvait sentir l'aiguille se mouvoir librement, comme dans une cavité, et, après l'avoir retirée, on en expulsait une goutte de pus qui, examinée au microscope, laissait voir un grand nombre de leucocytes.

Quelques cellules plus larges contenaient des matières granuleuses.

L'aspiration exploratrice ayant donné un résultat insuffisant, on résolut d'attendre et de mettre le malade en observation.

Le 23 juin, *le malade expectore du sang* mêlé d'un peu de pus fétide et de mucosité.

L'état général s'aggrave. La température à 104 F (40 centigrades) baisse un peu après des lotions froides, pour remonter aussitôt. — Les signes physiques restent les mêmes.

On diagnostique un abcès du poumon.

Le 26 au matin, *hémoptysie abondante* le malade rend subitement au moins 6 onces (250 grammes) de sang au milieu d'un accès de toux. — Il pâlit et s'agite.

Depuis son entrée, le malade avait été tenu au lit. On l'avait abondamment alimenté, et tous les jours il avait pris des toniques et de l'alcool. — Lotions froides pour combattre la fièvre. Poudre de Dower au moment de son hémoptysie et ergotine. — L'atmosphère était saturée de vapeur de créosote, pour masquer la fétidité de l'haleine.

Opération le 26 juin, après l'hémoptysie.

Anesthésie, soins antiseptiques de la peau.

Incision immédiatement au-dessous de l'angle inférieur de l'omoplate droite.

Résection d'une partie des deux côtes.

Ouverture de la plèvre.

On trouve le poumon adhérent à la paroi thoracique et au diaphagme. — La cavité pleurale n'est pas ouverte.

Le bord inférieur du poumon droit déterminé, on introduit une aiguille exploratrice qu'on enfonce à 4 cent. de ce bord intérieur. Ne trouvant pas de pus, on l'introduit dans diverses directions.

Un moment, l'aiguille semble être dans la cavité et un peu de pus fétide s'échappe.

On incise sur l'aiguille et on ouvre une petite cavité du volume d'une noix qui contient quelques débris de parenchyme pulmonaire, d'odeur très fétide.

On nettoie avec un tampon antiseptique, ou bourre de gaze iodoformée. — Pansement. — Le malade est couché dans un lit bien chauffé.

La nuit suivante, le malade a deux hémoptysies et perd plusieurs onces de sang. Le 27 juin au matin, *mort*.

Autopsie partielle (on n'a le droit d'examiner que le poumon).

Poumon droit : Lobe supérieur sain, lobe moyen et lobe inférieur adhérents à la paroi thoracique. Pas de liquide dans la plèvre. — *Cavité du volume d'une orange* immédiatement au-dessus de la cavité ouverte et séparée de cette dernière par une cloison de tissu pulmonaire très enflammée et épaisse de 3 millimètres.

Dans la cavité, on trouve des débris fétides de tissu pulmonaire *et des caillots*. Cinq ou six autres petits foyers ramollis dans ce lobe et un autre abcès dans le lobe moyen.

Il est probable qu'au moment de la ponction exploratrice pratiquée le jour de l'entrée du malade, l'aiguille pénétra dans cette grosse caverne, « où elle se mouvait librement », nous dit-on.

C'est cette grosse caverne qui fut sans doute l'origine des hémoptysies qui décidèrent l'intervention, et aussi de celles qui amenèrent la mort du malade.

Les caillots trouvés dans cette excavation en sont la

preuve. — On comprend très bien que l'opération, ne s'étant pas attaquée à la source principale de l'hémorragie, fut impuissante à l'arrêter. — L'on doit encore regretter que l'exploration digitale de la petite cavité où porta l'incision n'ait pas amené la découverte du foyer principal, étant donné la minceur de tissu pulmonaire altéré qui séparait ces deux excavations.

Mais la question des hémorragies, dans la gangrène pulmonaire, n'est pas encore épuisée : il nous reste à traiter de celles qui surviennent à la suite de l'intervention sur le foyer qui en est l'origine, en un mot, des hémorragies chirurgicales.

Les considérations anatomo-pathologiques que nous avons exposées au début de cette étude, et, en particulier celles qui ont trait à l'état des vaisseaux, nous rendent compte, croyons-nous, de la façon dont se produit cet accident, comme elles nous expliquent les hémorragies spontanées. Lorsque le foyer gangréneux n'est pas absolument sous-pleural, l'instrument, avant de l'atteindre, doit traverser une couche plus ou moins épaisse de tissu sain ou splénisé, mais dans lequel nous avons vu les vaisseaux *perméables :* de là, une première source d'*hémorragies au cours de l'opération.* — Celles-ci peuvent encore survenir par suite de la décompression que subit la paroi au moment où l'incision évacue le contenu de la caverne : les vaisseaux de cette paroi (zone externe), perméables mais enflammés, se rompent parce qu'ils ne sont plus maintenus également de tous côtés.

D'ailleurs, la décompression brusque de la cavité peut se produire à la suite d'une simple ponction aspiratrice; il est de notion banale que l'aspiration, pratiquée dans une cavité qui résulte de la destruction des tissus, est une cause fréquente d'hémorragies, par exemple dans les abcès froids d'origine osseuse.

Dans l'espèce, l'aspiration exploratrice prête à quelques considérations intéressantes sur lesquelles nous nous arrêterons un peu plus loin.

Il existe une autre source d'hémorragies au cours de l'opération : c'est le curetage imprudent des parois de l'excavation, curetage ayant pour effet d'éroder les vaisseaux perméables qui se trouvent en dehors, et parfois à une faible distance de la paroi de la caverne.

D'autre part, des hémorragies peuvent survenir après l'intervention, soit le jour même, soit dans les jours qui la suivent : ces hémorragies secondaires ont leur origine dans les ulcérations vasculaires qui doivent être imputées non seulement au processus ulcératif que trop souvent l'opération est impuissante à conjurer, mais encore au traitement post-opératoire de l'excavation. — Nous allons passer en revue ces différentes variétés d'hémorragies et nous verrons enfin dans quelle mesure il nous semble qu'on puisse s'en rendre maître.

HÉMORRAGIES DUES A L'INTERVENTION ET AU COURS DE L'INTERVENTION.

L'intervention doit être précédée d'une ponction exploratrice, sauf peut-être dans certains cas où le foyer parait manifestement superficiel (comme c'était, par exemple, le cas rapporté dans l'observation XXX, Tuffier); d'une façon générale la ponction est toujours nécessaire pour préciser le siège du foyer que l'on veut attaquer, et, dans l'immense majorité des cas, elle doit précéder la mise en œuvre du bistouri ou du thermocautère. Or il semble qu'une ponction aspiratrice, pratiquée dans une caverne ou dans un bloc plus ou moins ramolli, mais dont les parois sont sillonnées le plus souvent par des vaisseaux non oblitérés (lorsque, ce qui revient au même, ces vaisseaux sont séparés de la paroi par une couche mince de tissu friable), il semble, disons-nous, que le vide produit par l'aspiration doive causer des ruptures de ces vaisseaux, dont les parois, plus ou moins altérées, sont par cela même moins aptes à résister à la tension intérieure. Et cependant, si l'on s'en rapporte aux faits, et que l'on parcoure les résultats de ces ponctions, on voit que l'hémorragie qu'elle détermine est extrêmement rare; le malade qui fait l'objet de l'observation XXVIII, et qui avait présenté au cours de sa gangrène de nombreuses hémoptysies en est une preuve entre autres. On lui fit deux ponctions avec l'appareil Dieulafoy (c'est-à-dire disposant d'un vide énorme), croyant avoir affaire à un pyothorax.

L'aiguille de l'aspirateur pénétra dans la caverne, et les ponctions ramenèrent quelques gouttes d'un liquide sanieux, noirâtre, mais, en somme, elles ne déterminèrent pas d'hémorragie appréciable ; le malade eut, *dix jours après* la dernière ponction, une hémoptysie ajoutée à tant d'autres, mais à propos de laquelle l'on ne saurait incriminer l'aspiration.

Dans les cas où l'aspiration ramène du sang, c'est presque toujours en petite quantité, et sans que la vie du malade coure de risques. Nous disons « presque » toujours, nous verrons pourquoi.

L'explication de cette innocuité, en apparence si paradoxale, de l'aspiration, nous semble facile. Au moment où l'aiguille aspiratrice arrive dans la caverne, les détruits liquides qu'elles renferme se précipitent dans l'aspirateur avec une certaine quantité de gaz, c'est pourquoi le liquide retiré présente toujours un aspect mousseux. Mais, comme d'autre part, la caverne communique toujours avec l'arbre bronchique, la quantité de gaz retiré par l'aspiration est immédiatement remplacée par une égale quantité d'air, en sorte que les parois de la caverne, et, par suite, les vaisseaux sous-jacents, ne subissent pas, malgré le vide, une différence sensible de pression. — Voilà pourquoi l'aspiration, *a priori* si redoutable, n'offre *généralement* pas de dangers d'hémorragie ; et la condition de cette innocuité se trouve réalisée, nous semble-t-il, par le fait que le foyer gangréneux communique avec une bronche, et que cette communication n'est pas oblitérée au moment de la ponction par un bouchon de tissu sphacélé ou par des mucosités.

Est-ce à dire que la ponction aspiratrice n'ait pas à son actif des accidents graves ? Nous trouvons dans la thèse de Morillon un fait où la ponction a causé la mort par hémorragie. Hâtons-nous d'ajouter que les faits de cet ordre sont exceptionnels ; nous n'en trouvons qu'un autre, celui de Fräntzel, parmi le nombre très considérable de ponctions dont nous avons lu le rapport.

Observation XXXIV (Andrews) (Th. de Morillon).

Hémorragie à la suite d'une ponction aspiratrice. — Mort.

H..., 38 ans, traité pour de la tuberculose ; mais on ne constate pas trace de bacilles dans les crachats.

Grande cavité du poumon gauche, s'étendant dans la partie postérieure du lobe supérieur.

Expectoration de pus et de sang tous les jours. Très épuisé par la toux et la septicémie.

Poumon droit normal. Résection de deux côtes dans la ligne axillaire médiane, sur une longueur de 10 centimètres à gauche.

En incisant la plèvre, aucune adhérence ne fut trouvée au point de l'incision, mais la moitié à peu près du poumon était adhérente à d'autres points.

Le poumon fut suturé fortement à la paroi du thorax et la plaie bourrée de façon à être maintenue ouverte.

Huit jours plus tard, les adhérences furent trouvées assez

solides. — Le malade était très épuisé par des hémorragies continuelles qui apparurent pendant cette semaine d'attente.

Un aspirateur d'environ 2 millimètres de diamètre fut enfoncé dans le tissu pulmonaire, sans anesthésie, et trouva la cavité à une profondeur de 8 centimètres. — Cette ponction donna lieu à une hémorragie dans la cavité ; le malade cracha une petite quantité de sang.

Il succomba sur la table sans dyspnée, moins de 3 minutes après la ponction. — On tenta la respiration artificielle pendant quelques instants.

Le cas de Fräntzel est absolument superposable à celui-ci : le malade, à la suite d'une ponction, eut une hémorragie foudroyante.

Dans le cas qui précède, l'hémorragie nous semble avoir été produite par l'une des deux causes suivantes : ou bien la décompression brusque déterminée par l'aspiration aura amené la rupture d'un vaisseau, ou fait un appel de sang considérable par un vaisseau déjà ulcéré, puisque le malade avait depuis huit jours de nombreuses hémoptysies ; il faudrait admettre qu'alors la communication du foyer se trouvait temporairement oblitérée par quelque détritus pulmonaire ou par un caillot ; peut-être, pourrions-nous invoquer la présence d'une sorte de clapet comme on en observe dans le pneumothorax, et permettant facilement le passage de la caverne dans la bouche, puisque le malade eut un crachement de sang.

Ou bien l'hémorragie aurait résulté de la blessure d'un vaisseau assez volumineux par la pointe de l'aspirateur, instrument aveugle par excellence.

Quoi qu'il en soit, cet exemple prouve que l'on doit

faire quelques réserves sur l'innocuité de la ponction aspiratrice dans les cavernes gangréneuses; mais nous ne saurions proscrire un moyen d'investigation aussi précis (on peut même dire le seul réellement précis quand il est positif), lorsqu'il s'agit de déterminer la présence et la situation exacte du foyer que l'on veut évacuer.

Nous essaierons d'établir plus loin par quels moyens nous croyons que l'on puisse essayer de conjurer l'hémorragie en pratiquant la ponction qui, nous le répétons, est presque toujours indispensable.

HÉMORRAGIES AU COURS DE L'OPÉRATION.

L'incision du tissu pulmonaire, comme de tout autre tissu, donne fatalement lieu à l'issue d'une certaine quantité de sang. — Mais tous les chirurgiens qui ont pratiqué des pneumotomies, et M. Tuffier insiste sur ce point, s'accordent à reconnaître que l'hémorragie, au cours de l'opération, est généralement peu redoutable, et qu'il est facile soit de la prévenir soit de s'en rendre maître. Nous verrons plus loin les moyens qui nous semblent le mieux remplir cette double indication. — Nous n'avons trouvé qu'une observation due à Quincke, dans laquelle le malade ait succombé sur la table, *après* une hémorragie; et encore il est très difficile d'admettre que ce soit elle qui ait causé la mort, car elle fut extrêmement minime. Il s'agissait d'un homme de 31 ans, qui, à la suite d'une cautérisation au thermocautère pratiquée au niveau d'une caverne gangréneuse, eut une hémorragie évaluée au maximum à 10 cc., tomba en syncope et succomba au bout d'une demi-heure, sans expectoration sanglante. Quincke n'ose attribuer la mort à une si faible perte de sang; il ne trouve, pour expliquer la mort, que l'entrée de l'air dans les veines pulmonaires.

En somme, l'hémorragie au cours de l'opération offre peu de dangers immédiats, car il appartient au chirurgien de s'en rendre maître, à l'aide d'un tamponnement sérieux (Voir à ce sujet le rapport de M. Tuffier au Congrès de Moscou).

HÉMORRAGIES POST-OPÉRATOIRES.

Nous abordons enfin les hémorragies consécutives à l'opération. Celles-ci sont encore un accident rare, mais extrêmement grave. Deux faits de ce genre ont été observés par notre maître M. Tuffier. Nous en citerons quelques autres, et nous nous efforcerons, sachant la cause de ces hémorragies, d'arriver à la connaissance des moyens propres à les prévenir.

L'observation XXXV relate une hémorragie qui survint chez une malade opérée par Herrlich pour un abcès gangréneux consécutif à une infection puerpérale. Cette hémorragie, qui survint le soir de l'intervention, fut facilement arrêtée par un tamponnement de la caverne. La malade succomba néanmoins, trois jours après, à l'infection généralisée.

Observation XXXV (Herrlich).

Abcès gangréneux du poumon d'origine puerpérale. — Pneumotomie. — Hémorragie facilement arrêtée. — Mort par infection généralisée.

(*Charite Annalen*, t. XI, 1886).

Femme de 27 ans, artiste peintre. Entrée le 30 novembre 1895.

A accouché 10 jours auparavant de deux jumeaux.

Les couches ont duré 4 jours.

Dans le travail, elle a éprouvé des frissons et de la fièvre.

Très amaigrie et faible, elle est atteinte d'un ictère qui disparaît au bout de quelques jours.

Œdème des grandes lèvres.

Pas d'exsudat péri-utérin.

Empâtement diffus des ligaments larges.

Sensibilité au niveau de l'hypogastre.

L'état général s'améliore, les frissons disparaissent. — 3 décembre, c'est-à-dire 15 jours environ après le début des accidents puerpéraux, la malade commence à expectorer une substance putride, et à rendre du pus à pleine bouche, surtout quand elle est couchée sur le côté gauche.

On trouve dans ce liquide quelques débris de parenchyme pulmonaire et des fibres élastiques, de même que dans celui qui fut expectoré plus tard. On conclut de ces signes à un abcès du poumon.

L'examen du thorax révèle, à droite, au-dessous de l'angle de l'omoplate, une matité circonscrite grande comme une paume de main.

La faiblesse et le mauvais état général augmentant, la malade ne pouvant plus rester debout ni se pencher à gauche sans qu'il survienne des accès de toux très douloureux, de cyanose, avec rejet de matières tellement infectes que l'atmosphère de la salle en était empestée ; l'examen local ne pouvant établir d'une façon précise s'il s'agissait d'un pyopneumothorax ou d'un abcès du poumon sous-jacent à la paroi costale, on se décide à intervenir.

Une première ponction exploratrice ne donne que du sang. L'existence d'une collection purulente était néanmoins évidente. On pouvait d'ailleurs s'attendre à trouver dans les environs du foyer purulent des adhérences pleurales très étendues.

9 décembre. — Anesthésie au chloroforme.

Après plusieurs ponctions aspiratrices au niveau du bord inférieur de la 9e côte, dans la ligne axillaire et demeurées sans résultat, on finit par ramener un pus fétide de la profondeur.

On résèque 4 centimètres de la 9e côte. — On trouve une région molle fluctuante ; une ponction pratiquée à ce niveau donne issue à 3 centigrammes d'un liquide gris rougeâtre, épais et purulent, mêlé de caillots anciens, noirs, à odeur fétide.

Par l'incision dilatée autant que possible, on arrive directement sur une cavité grande comme le poing, sinueuse, évidemment creusée dans le tissu du poumon, traversée par des cordons irréguliers, flottants.

Pas d'hémorragie notable. — Après l'opération, collapsus de peu de durée.

Le résultat fut la cessation de la toux et de l'expectoration purulente. La malade peut se coucher sur le côté gauche sans souffrir et sans avoir d'accès de suffocation.

Le soir de l'intervention, en changeant le pansement, *il s'écoula de la profondeur de la cavité un sang écumeux rouge qui remplit tout à coup la plaie. — On reconnut aussitôt que l'hémorragie avait sa source dans un des cordons flottants ; on put rapidement s'en rendre maître par un tamponnement à la gaze iodoforme.* Après cet accident, il ne s'écoula que du pus très peu fétide.

La malade ne s'améliora pas ; la fièvre seulement diminua. On constata une faiblesse extrême, du délire et des cris.

Mort le 12 décembre, trois jours après l'ouverture du poumon.

Autopsie.

Endométrite (avec fausses membranes et pus), ovaro-salynégite ; phlébite de la veine utéro-ovarienne droite.

Rate hypertrophiée.

Infiltration graisseuse du foie.

Néphrite parenchymateuse.

Au poumon droit, à la base du lobe inférieur, une cavité grosse comme un œuf d'oie, ayant son plus grand diamètre de la partie moyenne et se dirigeant vers le lobe.

Embolie de l'artère pulmonaire.

Les parties pulmonaires, isolées de la cavité purulente, sont saines. Les parois de l'abcès sont tapissées d'une masse de pus jaunâtre, entourées de tissu pulmonaire hépatisé (hépatisation rouge).

En bas, le tissu hépatisé adhère au diaphragme. — Du côté de la paroi thoracique, où il existe une adhérence étendue et solide des feuillets pleuraux, on trouve à la surface interne de la plèvre pulmonaire une mince couche de tissu atteint de nécrose au début, autour duquel se rencontre du tissu hépatisé.

Observation XXXVI (Tuffier).

Gangrène pulmonaire métapneumonique. — Adhérences pleurales. — Pneumotomie simple. — Hémorragie le 8e jour. — Mort.

(*Bulletin de la Société de Chirurgie*, novembre 1895).

Homme de 41 ans, entré le 20 février 1895 à la Maison municipale de santé.

Le début des accidents pulmonaires remonte au 20 octobre 1894. — Le malade eut, à cette époque, une pneumonie qui fut accompagnée dès le premier jour d'expectoration fétide, qui alla en augmentant jusqu'à la fin de janvier 1895. — C'est vers cette époque qu'eut lieu une première vomique, et que l'on constata nettement l'existence d'une cavité dans le poumon droit.

Examen. — *A la percussion*. — Une zone de matité domine à la partie antérieure. Elle est limitée comme suit : dans le sens vertical, depuis le deuxième espace intercostal droit jusqu'au bord inférieur de la cinquième côte, au-dessous de laquelle, cependant, elle descend un peu en dehors. — Dans le sens transversal la matité atteint, à droite, une ligne passant à un travers de doigt en dehors du mamelon, et en dedans elle se confond insensiblement avec la matité cardiaque. — La limite de la matité affecte, en haut, la forme d'une ligne courbe à convexité supérieure ; de plus, la matité franche n'existe que dans la moitié inférieure et externe de la zone, au-dessous de la première côte et, par suite, dans la région mammaire ; au-dessus de la quatrième côte, on ne trouve que de la submatité.

Auscultation. — Dans la zone limitée ci-dessus, on perçoit *à l'auscultation,* et particulièrement nets au niveau de la zone de matité franche, les signes suivants : souffle amphorique et râles très humides aux deux temps de la respiration ; pectoriloquie aphone.

Dans tout le reste du poumon droit, les bruits respiratoires sont absolument normaux, ainsi que dans le poumon gauche. Nulle trace de tuberculose ancienne ou récente aux sommets.

Le foie ne dépasse pas le rebord des fausses côtes.

La température, qui le matin oscille autour de 37°, atteint le soir 39°5 et même 40.

L'appétit est mauvais, les digestions pénibles.

L'examen des urines ne révèle ni sucre ni albumine.

Le cœur n'offre rien d'anormal ni comme situation ni comme volume. Pas de bruits anormaux.

Opération. — Le 24 février, anesthésie par l'éther. Incision de 5 centimètres au-dessous de la quatrième côte du côté droit, presque parallèlement à cette côte, en dedans du mamelon. Des adhérences pleurales permettent d'arriver immédiatement sur le poumon qui est incisé au bistouri. On trouve une première cavité, du volume d'un œuf de dinde, de laquelle s'échappent quelques grammes de sang noir mélangé à des débris sphacélés de parenchyme pulmonaire. L'exploration digitale de cette cavité amène la découverte, au-dessus d'elle, d'une cavité plus petite qui est ouverte avec le doigt et donne issue à des débris identiques à ceux de la première. — Au cours de l'opération, le malade crache un peu de sang. Après avoir vidé la cavité, on la bourre immédiatement de 5 mèches de gaze iodoformée. — Pansement compressif enserrant le thorax.

Suites. — Le malade se trouve bien ; cependant il continue à cracher abondamment, mais ses crachats ont perdu toute fétidité et ne contiennent pas de sang.

Température 37°4 — 38°4.

Le 5e jour après l'opération, on lui retire ses mèches. Mais à peine la première est-elle retirée, le malade pâlit subitement, un peu de sang sort par la plaie thoracique d'une part, et par la bouche d'autre part. Le malade tombe en syncope. — On se hâte de bourrer la cavité pulmonaire de gaze iodoformée, mais le malade meurt sans avoir repris connaissance.

L'examen bactériologique des produits de la caverne, fait par M. Roger, n'y révèle que les streptocoques.

Observation XXXVII (Tuffier, *loc. cit.*).

Gangrène pulmonaire métapneumonique. — Décollement pleural. — Pneumotomie. — Hémorragie secondaire au 7e jour. — Mort.

Homme de 60 ans, entré le 23 octobre 1895 dans le service de M. Roger, passé le 6 novembre dans le service de M. Tuffier.

Début. -- Six semaines avant, point de côté droit. — Quelques frissons et fièvre ; puis, toux et expectoration colorée. — Les phénomènes de pneumonie ont duré environ une semaine. — Huit jours avant d'entrer à l'hôpital, crachements de sang. *C'est pour ces hémoptysies persistantes que le malade se décide à venir se faire traiter.* — Dans la nuit qui suit son entrée, il a rendu, en douze heures environ, deux pleins crachoirs de sang, mélangé de muco-pus.

L'expectoration est inodore.

Signes physiques. — A la percussion, zone de submatité occupant la face postérieure du poumon droit entre la part inférieure et la moitié supérieure. L'auscultation révèle au même niveau un souffle tubaire expiratoire intense et quelques râles sous-crépitants. Ni bronchophonie ni pectoriloquie aphone. L'examen des crachats, faits par M. Bonnet, montre la présence de streptocoques, de pneumocoques et de pneumobacilles.

Diagnostic : Gangrène pulmonaire consécutive à une pneumonie.

Opération le 7 novembre 1895. — Incision du 8e espace intercostal. — Décollement de la plèvre, sous les 8e, 9e et 10e côtes. La plèvre viscérale s'applique sur la plèvre pariétale et l'on voit le poumon mobile. A l'exploration digitale, on le trouve souple. On décolle plus en arrière de la plèvre (la surface décollée est de la dimension de la main). — Résection de la 7e côte.

Un point de la plèvre et du poumon sous-jacent, de la dimension d'une pièce de 5 francs, apparaît jaunâtre. Au toucher, cette partie est dure : c'est là que porte l'incision pleurale sur une longueur de 4 centimètres environ. On explore avec l'index la surface pulmonaire, puis on cherche dans le poumon, au moyen d'une sonde cannelée. — Brusquement, on pénètre dans une cavité reconnue ensuite du volume d'une tête de fœtus, s'étendant très haut, et d'où s'échappent un pus infect, brunâtre, et des débris de tissu pulmonaire dont quelques-uns atteignent le volume du pouce. — Cette cavité est vidée à l'aide de tampons d'ouate, d'abord, puis de mèches de gaze iodoformée. — On l'explore alors avec le doigt : on la trouve irrégulière, parsemée de brides saillantes. — Pas de lavage. — On bourre la cavité de gaze iodoformée (trois mèches). — Aucun trouble respiratoire. On referme toute la partie supérieure et superficielle de la plaie en bas et en haut. — Piqûres de sérum, éther, caféine.

Suite. Température 37°. — Pouls 90. — Pas de dyspnée, pas de vomissements. Faiblesse.

8 novembre. — Température 37°4. — Soir 38. — Crachats analogues au liquide de la cavité. On fait le pansement. La cavité se draine bien, par les mèches que l'on change. L'air passe à travers la plaie. Pas de vomissements. — Injections sous-cutanées de sérum, caféine, éther. Pas de dyspnée. — Toux, crachats abondants.

9 novembre. — Température 37°. — 38°2. Pouls 100. — On retire les mèches et on les remplace par deux drains ; lait, champagne.

10 novembre. — Même état. — Grande faiblesse.

11 novembre. Température 36°. — Pouls 96. On décide, ce jour-là, de laver la cavité avec un liquide antiseptique en faisant asseoir le malade, un peu penché sur ce côté (le malade étant soutenu par des aides), puis, d'insuffler de la poudre d'iodoforme.

13 novembre. — Un peu de dyspnée (44 inspirations à la minute). Soudain, le soir, le malade est pris d'une hémoptysie et meurt sans que l'interne de garde, prévenu, ait eu le temps d'arriver. — En ouvrant la plèvre, on y trouva du sang rouge vermeil.

Dans chacun de ces deux cas, peut-être doit-on incriminer, pour expliquer l'ulcération du vaisseau qui a causé la mort, le contact des mèches ou des drains : les vaisseaux, en effet, sont prédisposés à la rupture par l'inflammation de leurs parois ; le corps étranger que l'on met en contact avec les parois de la caverne vient sans doute terminer le travail ulcératif.

Voici une dernière observation empruntée à Quincke et comparable aux deux qui précèdent.

Observation XXXVIII (Quincke).

Abcès gangréneux du poumon à marche chronique (d'origine bronchitique). — Tamponnement de la cavité après dilatation d'un trajet fistuleux et résection costale. — Mort 6 jours après par hémorragie.

Jean J.-N., 18 ans, constructeur-mécanicien, a eu à 9 ans une fluxion de poitrine et des rhumatismes articulaires ; 4 ans plus tard une fluxion de poitrine, accompagnée de pleurésie. Depuis ce temps, le malade a de la toux, accompagnée d'expectorations fétides. Ces expectorations, à ce qu'il affirme, auraient été, pendant un certain temps, de 300 c. m. en 24 heures, et auraient atteint leur maximum de mars à septembre 1889, pour s'atténuer sensiblement pendant l'année dernière par suite de l'emploi de la térébenthine ; mais l'odeur fétide a persisté. *Il y a quelquefois du sang dans les crachats.* De temps en temps, le malade a des frissons suivis de chaleur. L'appétit n'a pas cessé d'être bon. Dans les derniers temps, le poids du corps a augmenté d'une façon notable. Le malade vient consulter à la clinique parce que la toux et l'expectoration ont empiré et que le souffle est devenu court. Lors de l'admission, le 2 mai 1890, et les jours suivants, on constate les faits suivants : le thorax est lisse, moyennement développé, se soulève et se dilate d'une façon symétrique. Poumon gauche normal. Le poumon droit, dans sa partie antérieure basse, présente un son tympanique et des bruits de râles microvésiculaires à l'expiration. La moitié inférieure droite présente une matité large d'une main et demie sur laquelle persiste un souffle bronchial, et quand la toux est forte, un râle microvésiculaire dans la profondeur ; le lendemain, râle sonore à vésicule moyenne. Sur la pointe du cœur, on entend un fort bruit systolique pour deux sons pulmonaires. Pouls mou, moyenne fréquence. Dans l'urine, il y a une quantité notable d'indican. Les crachats sont muc.-suppurés, de 100 à 200 c c. en 24 heures et contiennent des corpuscules de pus, mélangés de fibres élastiques.

Le 6 *mai*, le malade n'ayant que très peu expectoré depuis la veille, la matité est fort intense dans la moitié inférieure droite, le souffle léger sans bruit de râle crépitant. — Après la toux le bruit de la respiration devient net et prend un caractère trachéal. En une place de la 10ᵉ côte, le souffle bronchial atteint son maximum de netteté, et on entend aussi, le jour suivant, un léger souffle amphorique. Le bord inférieur droit du poumon droit, et le côté, est un peu peu plus refoulable que par derrière.

Le 12 *mai*, narcose faible sous l'influence de laquelle une incision en forme de H dans le neuvième espace intercostal, un peu vers la ligne médiane par rapport à la ligne scapulaire, et on remet une couche de pâte au chlorure de zinc. — Le malade étant, sur ces entrefaites, tombé malade de diphtérie, l'ouverture de la caverne fut retardée plus qu'on n'en avait l'intention. Poids du corps, 45 kgr. 5.

Le 7 *juin*, après injection de 0,01 de morphine, légère narcose au chloroforme au cours de laquelle il y a une très forte expectoration (dans cette expectoration se trouvent des lambeaux légèrement sanguinolents, présentant des fibres élastiques dans l'ordre alvéolaire). Par suite de danger d'opération (ou d'aspiration), la narcose n'est pas continuée, mais on se contente de l'anesthésie à la cocaïne. Résection d'un morceau de la dixième côte sur une longueur de 4 centimètres et renouvellement de la couche de pâte de zinc. L'après-midi, collapsus passager avec frissons, cyanose et pouls très fréquent, administration d'excitants pour les combattre.

Le 10 *juin*, expectorations contenant du sang.

Le 18 *juin*, ponction exploratrice dans la cavité du neuvième intervalle intercostal, qui, à une profondeur de 2 centimètres et demi, donne du pus à odeur fétide et contenant du pus. Percement d'une fistule dans la cavité suppurante à l'aide du thermo-cautère. Il sort de cette cavité par pression environ 40 cc. de pus. Les jours suivants, le malade n'expectore que 1 à 2 boules de specteau, la sécrétion de pus sortant de la cavité étant modérée ; plus tard cette sécrétion s'élève à 65 cc., l'expectoration faisant absolument défaut. Drainage et recueillement du pus dans un flacon.

8 *juillet*. La cavité de l'abcès paraît petite, sans récessus. La communication avec une bronche, au début petite et difficile à sonder, est devenue plus grande. Pendant qu'on sonde la bronche, forte excitation à tousser. Une ponction exploratrice vers l'intérieur et l'extérieur, au-dessus de l'ouverture de communication de la bronche, ne donne aucun résultat. Le malade augmente de poids. Il se sent bien.

Le 9 *juillet* on pénètre avec une sonde dans une direction horizontale vers le devant et l'intérieur, à 9 centimètres de profondeur. A la plaie (ou place) la plus profonde, la sonde atteint une grande bronche et y provoque une forte envie de tousser. La sécrétion abondante qui est évacuée a une odeur piquante très désagréable.

17 *juillet*. Écoulement de pus très variable provenant de

la cavité de l'abcès, et qui semble favorisé par les positions sur le dos. La blessure forme très vite des granulations, et elle est élargie à l'aide du cautère en forme de lame.

Depuis le 28 *juillet* inhalation d'acide phénique par l'ouverture de la fistule. Quand le malade est tranquille au lit, la sécrétion du pus par la fistule est beaucoup plus faible (0-5 cc.) que quand il est debout (50 à 60 cc.). Expectoration très faible. Il s'est formé une scoliose nettement déterminée et convexe à droite; l'épaule droite est un peu pendante; la moitié droite du thorax est un peu aplatie.

Sort le 29 *juillet* avec une fistule. Les mois suivants pas de fièvre, pas de toux, sentiment de débarras.

Du 26 *septembre* au 20 *octobre* en observation à l'hôpital. Poids du corps 54 kilogrammes. La masse de pus qui sort du drain est de 3 à 20 cc. quand le malade est alité, et de 40 à 50 cc. quand il se promène. Dans la partie antérieure-inférieure du poumon droit, frottement pleurétique.

27 *février* 1891, à la consultation. Pus fistulaire absolument dépourvu d'odeur, coulant d'un fort drain de 14 millimètres enfoncé à une profondeur de 4 centimètres et demi. Dans le fond de cette blessure débouche une bronche large de 2 à 3 millimètres. Quand la sonde la touche, elle y provoque une très forte excitation à la toux. Le malade, à qui on propose de tenter une ouverture plus large de la cavité, accompagnée de résection des côtes, refuse d'abord de s'y soumettre, pour l'accepter plus tard à Flousbourg, lieu plus voisin de sa patrie. Cette opération fut entreprise par le Dr *Pöhedol* à l'obligeance de qui je dois les renseignements qui suivent sur le cours de la maladie après la sortie du malade de la maison de traitement.

Quand dans l'été de 1891 le malade entra en traitement à Flousbourg, il s'écoulait de la fistule, par jour, à peu près 150 cc. de pus brun-verdâtre, à *odeur fétide très accentuée.*

Le procédé qu'on lui proposa consistait dans la résection des fragments des trois côtes les plus proches de la fistule, à élargir la fistule à l'aide d'une éponge de pression et à traiter la caverne située immédiatement derrière en y insufflant de l'iodoforme en poudre. C'est cette opération qui fut pratiquée. On draina ensuite cette caverne. La sécrétion diminua sensiblement, et les crachats que le malade expectorait en abondance avant l'opération, cessèrent. En éclairant la caverne, on y découvre une ouverture conduisant à une nouvelle caverne (bronche?), communiquant elle-même avec une troisième (bronche?). Élargissement de toutes ces ouvertures à l'aide de l'éponge de pression, et emploi d'insufflation d'iodoforme en poudre.

15 *juillet*. Quand l'éponge de pression mise la veille fut retirée, *il se produisit un abondant écoulement de sang rouge clair tant par la fistule que par la bouche*. Le tamponnement des cavernes au moyen de gaze iodoformée arrête l'hémorragie. État de bien-être. Au bout de six jours, nouvelle mèche de gaze iodoformée ; le lendemain il se produisit une nouvelle *hémorragie* rouge claire suivie immédiatement d'exitus lethalis.

L'autopsie n'a pas été pratiquée.

Le professeur F. Trier, de Copenhague, eut deux cas d'hémorragie mortelle. La source de celle-ci fut, dans le premier cas, une grosse branche de pulmoracine, corrodée peut-être par un drain trop profondément enfoncé ; elle succédait peut-être aussi à des troubles circulatoires consécutifs à l'évacuation brusque de la caverne. — Dans l'autre cas, l'hémorragie provenait de la face interne de la caverne, où l'on ne peut trouver de vaisseau ouvert.

(Congrès de Copenhague, 1884 ; *Le traitement opératoire des cavernes pulmonaires*, par Bull, de Christiania).

INDICATIONS.

Il nous reste à étudier les moyens propres à prévenir l'hémorragie au cours de l'intervention, et d'autre part, à chercher comment on peut s'en rendre maître lorsqu'elle se manifeste.

Tout d'abord, nous avons vu que l'aspiration exploratrice, presque toujours sans danger, peut cependant amener une hémorragie mortelle. Comme, d'autre part, on ne peut absolument pas songer à se priver d'un moyen d'investigation aussi important, il faut du moins s'efforcer d'en diminuer le plus possible les dangers. Il nous semble que l'on arrivera à ce but en employant de fines aiguilles (de préférence aux trocarts) de façon à éviter l'évacuation trop rapide du foyer, en même temps que l'on risquerait moins de blesser gravement un gros vaisseau. Si l'on a des raisons de croire que le foyer est très voisin de la plèvre, une ponction à la seringue de Pravaz pourra souvent donner des renseignements suffisants. Quand bien même l'aiguille serait bouchée presque aussitôt par un fragment de détritus pulmonaire, cela n'a pas grande importance, puisque l'on ne saurait prétendre évacuer le foyer par une simple ponction. L'essentiel, c'est de savoir s'il existe un foyer, et quelle est sa situation exacte ; et il n'est pas besoin pour cela de retirer par la ponction une grande partie du contenu de la caverne : quelques gouttes de pus suffisent, ajoutons-y l'odeur que présente l'aiguille à sa sortie du tissu pulmonaire.

La première ponction qu'a pratiquée Mackay (observation XXXIII), chez son malade, nous semble bien suffisamment démonstrative : il avait ramené quelques gouttes de pus, et l'on sentait d'autre part l'extrémité profonde de l'aiguille se mouvoir librement dans une caverne. Que lui fallait-il de plus? Peut-être, s'il eût aussitôt guidé sur son aiguille un instrument tranchant, évacué et drainé convenablement cette volumineuse caverne, peut-être eût-il obtenu un succès, car il ne faut guère compter sur de bons résultats lorsque l'on opère le malade *in extremis ;* — et tous les chirurgiens s'accordent à reconnaître que l'intervention, dans la gangrène pulmonaire, a d'autant plus de chance de succès qu'elle est plus précoce.

Venons maintenant au moyen de prévenir les hémorragies du poumon au cours de la pneumotomie.

Plusieurs procédés sont mis en œuvre dans ce but. Les chirurgiens américains, une fois la situation du foyer reconnue par la ponction, se guident sur l'aiguille, qu'ils laissent en place, et en font partir leur incision qu'ils pratiquent avec un instrument mousse (une sonde cannelée). Ce moyen nous paraît bon lorsque le foyer est voisin de la surface du poumon ; mais il nous semble d'une application difficile lorsque ce foyer siège à une certaine profondeur, et, par conséquent, lorsqu'il faut pénétrer dans le poumon de plusieurs centimètres. — En tous cas, le moyen qui paraît le mieux devoir prévenir l'hémorragie (et qui est, d'ailleurs, d'un emploi général) consiste à inciser le poumon au thermocautère (1). — Nous ajouterons qu'une incision longue, pratiquée « à loisir », à plusieurs reprises, en quelque sorte couche par couche, permettra d'autant mieux de prévenir l'hémorragie.

Lorsque celle-ci, qui, malgré tout, ne fait presque jamais défaut, menace de prendre des proportions inquiétantes, il suffit d'exercer une compression digitale momentanée pour l'arrêter ; le tamponnement peut être nécessaire. — Enfin, nous estimons que le curetage de la cavité, dont il vaut toujours mieux s'abstenir, devra être conduit, s'il est jugé absolument nécessaire, avec une extrême prudence, de préférence avec de petits tampons montés ; l'éclairage électrique de la cavité, comme on le pratique à l'heure actuelle, permettra d'examiner l'état des parois et de s'arrêter à temps.

Nous estimons qu'un instrument métallique est d'un emploi extrêmement dangereux pour le curetage de l'excavation ; il suffit de considérer la figure 2 pour se rendre compte de la faible épaisseur de tissu friable, ramolli, qu'il faudrait traverser pour blesser le gros vaisseau qui se trouve presque en contact avec la paroi de la caverne.

C'est encore pour cette raison, pour éviter les érosions des vaisseaux, que nous croyons que le drainage de

---

(1) M. Tuffier incise le poumon au bistouri dans le cas de kystes ou d'abcès. Il n'a jamais eu d'hémorragie à redouter. S'il emploie le thermocautère dans la gangrène, c'est surtout pour prévenir l'infection de la plaie opératoire.

la caverne nécessite certaines précautions : il faudra avoir recours à l'emploi de drains aussi mous que possible, éviter surtout que leur extrémité profonde entre en contact avec la paroi ; si l'on emploie des mèches de gaze, il faudra qu'elles exercent sur les parois de l'excavation une compression modérée et aussi égale qu'il se pourra faire.

Malheureusement, l'on ne peut jamais être assuré, quelques précautions que l'on prenne, que l'on n'aura pas d'hémorragie dangereuse dans les premiers jours qui suivront l'intervention ; ces hémorragies postopératoires, nous le répétons, sont très rares ; mais les quelques observations que nous en citons prouvent bien la gravité de leur pronostic et les difficultés d'une intervention efficace.

M. Tuffier, dans son cours à la Faculté, conseille « le tamponnement à la gaze iodoformée pour les cas de moyenne intensité. Pour les ruptures de gros vaisseaux, déterminant des hémorragies très abondantes et très rapides, l'intervention lui paraît toujours trop tardive. La compression temporaire du pédicule pulmonaire serait peut-être la seule manœuvre efficace, mais les délabrements qu'elle nécessiterait constitueraient un trop gros danger ».

CONCLUSIONS.

I. — La gangrène du poumon détermine très fréquemment des hémorragies. — Ces hémorragies se font jour ordinairement par les bronches, et se traduisent par des hémoptysies. Elles peuvent avoir lieu exceptionnellement dans la plèvre, lorsqu'elles succèdent à la chute d'une escarre sous-pleurale.

II. — Les hémorragies de la gangrène pulmonaire sont expliquées, dans la grande majorité des cas, par le fait que les vaisseaux qui se trouvent en dehors de la zone d'élimination de l'escarre demeurent perméables, mais prédisposés à la rupture par des lésions inflammatoires de leurs parois.

III. — L'hémoptysie constitue parfois non seulement le symptôme initial (précédant de longtemps la fétidité de l'haleine et de l'expectoration, ainsi que les troubles généraux graves), mais encore le symptôme dominant de certaines formes cliniques du sphacèle du poumon. Elle en commande alors presque à elle seule le pronostic. Il existe donc une forme hémorragique de la maladie, forme dans laquelle les phénomènes généraux peuvent passer au second plan.

IV. — Tout malade atteint de gangrène pulmonaire est exposé à succomber à une hémorragie. En conséquence :

V. — Le traitement médical de la gangrène du poumon devra s'attacher autant à prévenir et à combattre les hémorragies qu'à soutenir les forces du malade et à conjurer les accidents septicémiques.

VI. — L'abondance de l'hémorragie, lorsqu'elle menace l'existence du malade, et que le traitement médical demeure impuissant contre elle, est une indication opératoire formelle.

VII. — La ponction exploratrice, prudemment conduite, est rarement une cause d'hémorragie.

VIII. — Les hémorragies du poumon, au cours de la pneumotomie pour gangrène, sont en général sans importance. Elles dépendent surtout de la conduite que suivra l'opérateur.

IX. — Les hémorragies postopératoires, d'ailleurs très rares, sont excessivement graves ; — mais il semble possible, dans une certaine mesure, de les prévenir ou d'en diminuer les chances (Tuffier) en observant certaines précautions dans le drainage qui suit l'évacuation du foyer gangréneux.

EXPLICATION DES FIGURES.

PLANCHES I ET II.

FIG. 1. — Coupe d'un foyer de gangrène pulmonaire, montrant la communication d'une bronche avec la cavité sphacélée. — Coloration à la thionine. — Gross. 20/1.

Le but de la préparation montre de nombreux alvéoles distendus par un exsudat fibrino-leucocytique. Les vaisseaux périacineux sont gorgés de sang non coagulé.

Une bronchiole de dimensions importantes, atteignant environ $0^{mm},9$, bien que ne contenant pas de cartilage dans ses parois, traverse horizontalement la préparation de gauche à droite. On la reconnait même à ce faible grossissement, grâce à la minceur et à l'éclat de ses parois. Elle contient une notable quantité de détritus colorés en bleu foncé, et formés, comme le montrerait un fort grossissement, par une foule innombrable de micrococques infiltrés dans les produits nécrobiotiques en voie d'expectoration.

La partie supérieure (par rapport à l'image) est remarquable par ce fait qu'en deux points elle s'ouvre directement vers la cavité gangréneuse située à la partie supérieure de la préparation. De ces deux ouvertures, l'une, celle de droite, est perpendiculaire à l'axe de la bronche, assez large et mesurant environ un tiers de millimètre. Elle est remplie de détritus gangréneux. Il s'agit d'une bronchiole collatérale s'ouvrant dans le foyer nécrobiotique.

L'autre, presque au centre et un peu à gauche de la préparation se détache obliquement de la bronche et se porte en haut et à droite. C'est également une bronchiole collatérale, plus petite que la précédente, puisqu'elle ne dépasse pas un dixième de millimètre. Egalement remplie par les produits sphacélés et par les microbes, cette bronchiole donne accès, après un trajet de 300 μ, dans la caverne gangréneuse.

Entre ces deux bronchioles la paroi de la caverne est représentée par un moignon de tissu fibreux, ne contenant pas d'alvéoles pulmonaires, mais rempli d'éléments inflammatoires et faisant dans la caverne une saillie, sorte d'éperon, remarquable par sa structure. En effet, à sa partie la plus élevée, tout contre les produits septiques et gangréneux encore adhérents à la partie cavitaire, on aperçoit un gros vaisseau sanguin de 400 μ. environ de diamètre, ovalaire, très rapproché de la surface et rempli de sang non coagulé. Les globules rouges qui distendent ce vaisseau sont intacts et montrent bien que la circulation s'effectuait encore dans le vaisseau pendant la vie.

A gauche de la préparation, également au-dessus de la partie supérieure de la grosse bronche, se trouve, incomplètement représenté, un autre vaisseau, veinule pulmonaire, non moins perméable que le précédent, mais plus éloigné de la caverne.

La cavité gangréneuse, dont on ne voit qu'une petite partie au haut de la préparation, se reconnaît à sa vacuité et aux produits putrides, partiellement adhérents, qui la parsèment.

Fig. 2. — Paroi d'une cavité gangréneuse colorée à l'hématoxyline-éosine. — Grossissement 65/1.

Le bas de la préparation est occupé par une grosse veinule pulmonaire surdistendue par le sang, sans traces de coagulation intravasculaire. Un certain nombre de globules blancs se sont accumulés à la partie inférieure du lac sanguin, à l'origine d'une branche qui descend perpendiculairement à la surface de la caverne. Les parois de la veine, surtout à la partie inférieure du dessin, à droite et surtout à gauche, sont envahies par des lésions inflammatoires récentes : de nombreux éléments embryonnaires infiltrent le vaisseau jusqu'au contact du sang. — Au-dessus du lac sanguin, les lésions inflammatoires sont encore très visibles à gauche et manifestement périvasculaires. — A droite du gros vaisseau, on aperçoit la coupe transversale d'une artère pulmonaire.

Le point le plus important de cette préparation consiste en ce que la distance qui sépare la veine dilatée en question de la caverne gangréneuse est presque inappréciable, et se réduit à la largeur d'un alvéole pulmonaire. En effet, on reconnaît encore, sur le bord des parties nécrosées, au-dessus du vaisseau dilaté, un alvéole distendu par une sérosité louche et contenant dans son intérieur un bloc de fibrine fibrillaire, difficilement colorable et ne contenant plus trace de noyaux élémentaires.

En remontant verticalement le long de la cavité, les mêmes dispositions se retrouvent, identiques à la précédente (fibrine exsudée en voie de nécrose, perte de la colorabilité des noyaux). Le haut et la partie droite de la préparation montrent des détritus gangréneux encore en place, et maintenus partiellement, au moins à gauche, par des cloisonnements alvéolaires aisément reconnaissables.

Fig. 3. — Coloration à l'hématoxyline-éosine. Grossissement 55/1. Parois d'une caverne gangréneuse, montrant la destruction nécrobiotique des alvéoles adjacents au foyer gangréneux. A droite de la préparation, on voit la communication des lésions escarotiques. En bas, sur les limites de la région représentée, on voit quelques alvéoles en voie de mortification. L'exsudat fibrineux ne contient presque plus de noyaux, les travées fibril-

LATRUFFE. GANGRÈNE PULMONAIRE. PLANCHE I.

Figure 1.

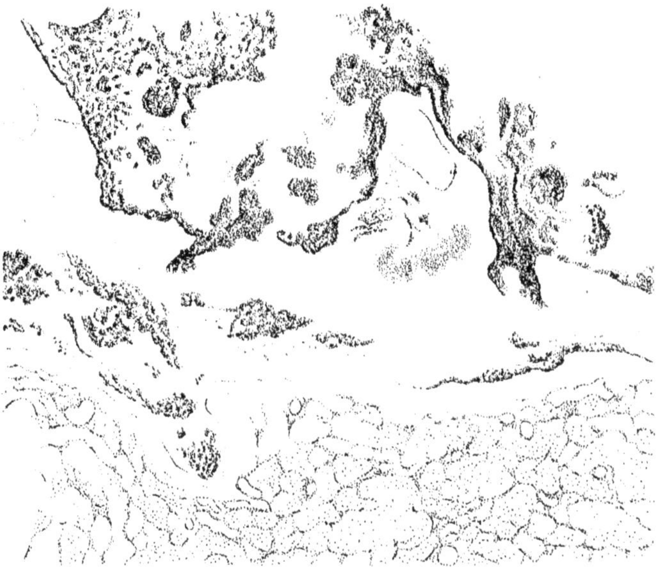

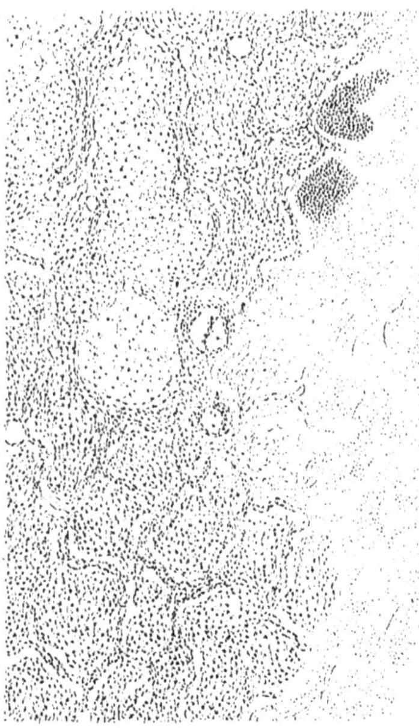

Figure 3.

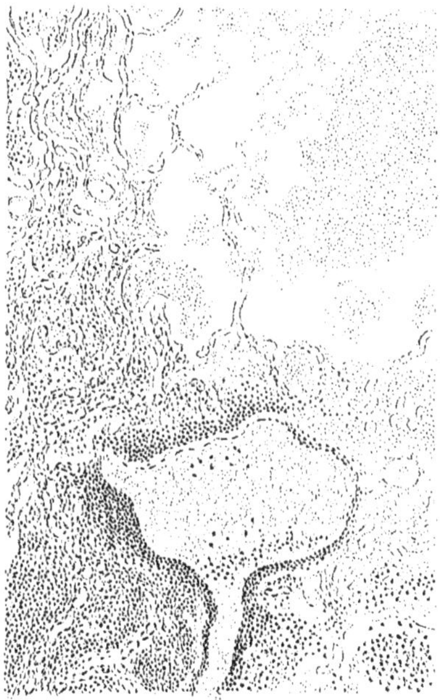

Figure 2.

KARMANSKY del

Georges CARRÉ et C. NAUD,
Éditeurs.

Figure 4.

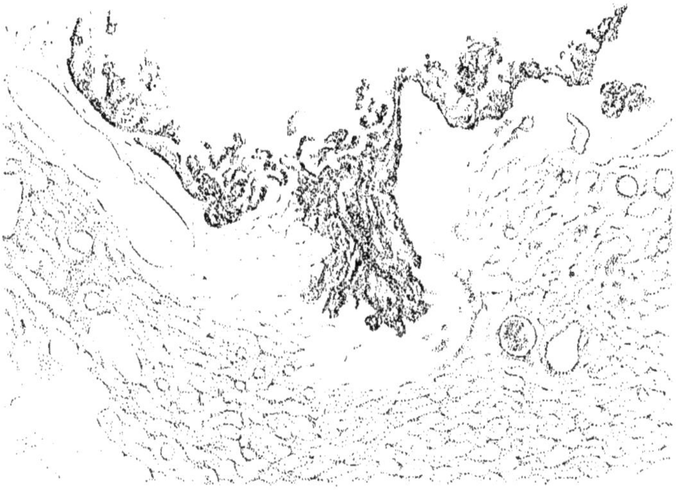

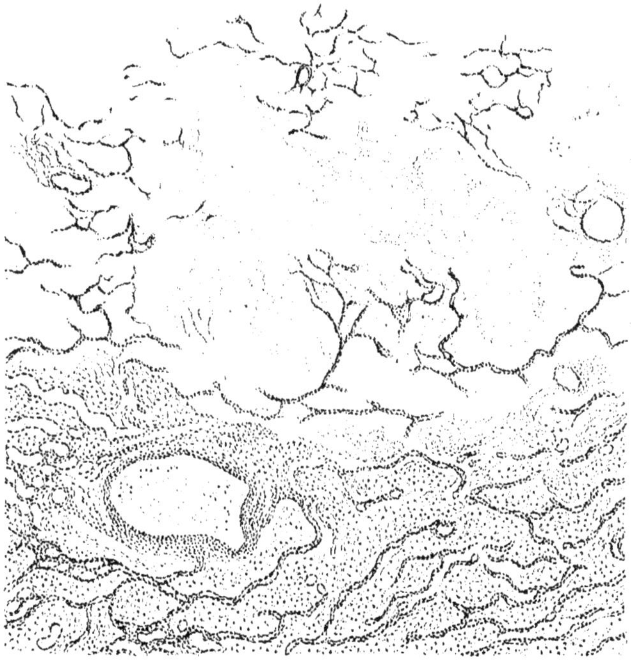

Figure 5.

laires sont de moins en moins colorables par l'éosine et leur masse devient de plus en plus flou. Au haut de la préparation, sur la même bordure, deux alvéoles incomplètement conservés se reconnaissent à l'énorme quantité de globules contenus en amas dans les travées qui restent de l'alvéole détruit.

La totalité des alvéoles dessinés et constituant la paroi de la caverne sont envahis par des lésions inflammatoires pneumoniques simples. Les cloisons intéralvéolaires, pas plus que l'exsudat fibrino-leucocytique, ne diffèrent nullement des lésions de la pneumonie franche. — A la partie supérieure de la préparation, cependant, on aperçoit quelques grandes cavités qui ressemblent à des cavités de bronchioles acineuses et dans lesquelles l'exsudat fibreux est beaucoup plus discret, la diapédèse beaucoup moins marquée que dans les alvéoles proprement dits adjacents. Les vaisseaux interacineux visibles sur la préparation sont modérément dilatés. — L'un deux, à la partie moyenne de la figure, est absolument en contact avec l'un des alvéoles en voie de mortification.

Fig. 4. — Paroi d'une caverne gangréneuse, colorée à la thionine. Grossissement 15/1. Le bas de la préparation est occupé par des granulations fibrino-leucocytiques. Tous les vaisseaux de la coupe sont distendus par le sang, mais non coagulé. Au haut de la préparation, on voit la caverne, avec ses détritus escarotiques remplis de microbes colorés en violet.

A la partie moyenne, on voit que le tissu mortifié qui s'enfonce assez profondément dans le poumon est encore adhérent, non complètement détaché de la paroi. En bas, à droite, coupe d'une bronchiole remplie de détritus microbiens, mais conservant encore son revêtement épithélial. En haut, à gauche, immédiatement au-dessous de la caverne, et séparé d'elle par une mince bordure de tissu mortifié, un grand vaisseau veineux se montre obliquement dirigé en haut et à gauche. Aucune coagulation fibrineuse n'existe dans la cavité vasculaire.

Fig. 5. — Le tissu gangréné. — Coloration au picro-carmin. Grossissement 35/1.

A la partie supérieure de la préparation, on voit le tissu pulmonaire mortifié. — Il se reconnaît à son aspect jaune-ocre diffus, et à la coloration rouge vif des cloisons interalvéolaires en voie de nécrose.

A la partie moyenne de ce tissu escarotique, se montre la coupe transversale d'un vaisseau assez important, veinule ou artériole, en voie d'élimination. En d'autres endroits, et surtout à gauche, dans le même tissu mortifié, on voit quelques vaisseaux imperméables. Le bas de la préparation est occupé par des alvéoles hépatisés et par des vaisseaux interalvéolaires ou périacineux très distendus.

Enfin, vers la partie moyenne de la préparation, dans la région hépatisée, se montre une grosse veine pulmonaire non distendue par le sang, non coagulé, et presque en contact avec la surface de la caverne.

INDEX BIBLIOGRAPHIQUE.

ANDRAL. — *Clinique médicale.*

ARAN. — *Journal des praticiens*, 1857.

ANDREWS. — *In Chicago medical Recorder*, septembre 1892.

BOUDET. — *Arch. gén.*, t. II et t. III, 4e série, 1843.

BUCQUOY. — *Soc. méd. des hôp.*, 1875.

BULL. — Trait. opér. des cavernes pulmonaires, 1884.

DE CÉRENVILLE. — *Rev. méd. de la Suisse romande*, n° 4. Paris, 1889.

CORBIN. — De la gangrène superficielle du poumon. *J. hebd.*, t. VII, 1830.

CORNIL et RANVIER. — *Anat. pathologique.*

DELAGENIÈRE (du Mans). — *Arch. prov. de chirurgie*, t. VII, 1894.

DEMANDRE. — *Thèse*, Paris, 1877.

EICHHORST. — *Traité de path. int. et de thérap.*, trad. Martha, t. I, 1889.

GIRODE. — Art. gangrène pulmonaire, *in Man. de Méd.* de Debove et Achard. Paris, 1893.

GRISOLLE. — *Pathologie interne.*

HARDY et BÉHIER. — *Pathologie médicale.*

HERRLICH. — *In charite annalen*, t. XI, 1886.

JACCOUD. — *Path. int.*, t. II.

LAENNEC. — Traité de l'auscultation médiate.

Lancereaux. — *Arch. gén. de médecine,* 1875 et 1882.

Lasègue. — Gangrènes curables du poumon. *Arch. gén.,* 1857.

Laurence. — *Thèse,* Paris, 1840.

Leyden et Jaffé. — *Deutschen Arch. für Klin. Méd.,* 1866.

Liaudier. — *Thèse,* Paris, 1883.

Langlois. — *Thèse,* Lyon, 1896.

Mackay. — *In Interc. Q. J. M. et S.,* t. I. Melbourne, 1894.

Nathaniel Alcock. — *Med. Times and Gazette,* t. II, 1873.

Netter. — Art. Gangrène pulmonaire *in Traité de médecine.* Charcot-Bouchard.

Rindfleisch. — Histol. pathol., trad. Gross et Schmitt. Paris, 1888.

Straus. — Art. Gangrène pulmonaire *in Dictionnaire* de Jaccoud.

Truc. — *Thèse,* Lyon, 1885.

Tuffier. — *Bulletin de la Soc. de chirurgie,* novembre 1895.

— Rapport pour le Congrès de Moscou.

Woillez. — Traité clinique des maladies aiguës des organes respiratoires, 1872.

TABLE DES MATIÈRES

CHARTRES. — IMPRIMERIE DURAND, RUE FULBERT (1897).

CHARTRES. — IMPRIMERIE DURAND, RUE FULBERT

www.ingramcontent.com/pod-product-compliance
Ingram Content Group UK Ltd.
Pitfield, Milton Keynes, MK11 3LW, UK
UKHW031852260826
14628UKWH00002B/725

9 782013 505123